让癌症病人远离疼痛

——一位传统中医的抗癌真经

李保平　著

一册之中，囊括医家诀窍；三篇之内，汇集癌痛良方。

心得体会，发前人所未发；方药新识，道诸家之心要。

北京科学技术出版社

图书在版编目（CIP）数据

让癌症病人远离疼痛：一位传统中医的抗癌真经 /
李保平著 . — 北京：北京科学技术出版社，2022.9
ISBN 978-7-5714-2401-5

Ⅰ . ①让… Ⅱ . ①李… Ⅲ . ①癌－中医治疗法 Ⅳ .
① R242

中国版本图书馆 CIP 数据核字 (2022) 第 115648 号

策划编辑：刘　立
责任编辑：白世敬
责任印制：李　茗
封面设计：蒋宏工作室
出 版 人：曾庆宇
出版发行：北京科学技术出版社
社　　址：北京西直门南大街 16 号
邮政编码：100035
电　　话：0086-10-66135495（总编室）
　　　　　0086-10-66113227（发行部）
网　　址：www.bkydw.cn
印　　刷：北京捷迅佳彩印刷有限公司
开　　本：710 mm×1000 mm　1/16
字　　数：193 千字
印　　张：16.75
版　　次：2022 年 9 月第 1 版
印　　次：2022 年 9 月第 1 次印刷
ISBN 978-7-5714-2401-5

定　　价：79.00 元

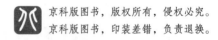

作者简介

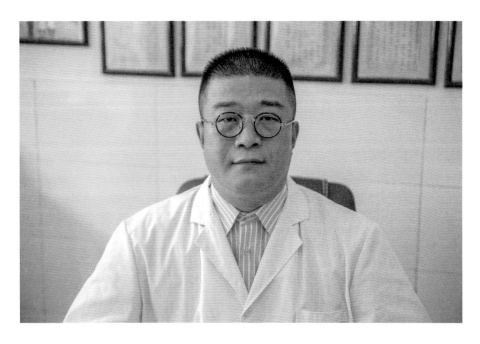

　　李保平，中西医结合执业医师，广州明医堂中医诊所创始人。13岁拜师学艺，师承民间中医顾显颖老师，为其关门弟子；大学毕业后，曾遍访全国名医、民间异人。从事中医肿瘤临床工作二十余年，擅长使用古方和虫类药治疗癌症及预防癌症术后复发，尤其对癌症疼痛的预防与治疗颇有建树，使很多病人无痛生存十多年；另擅治妇科病及其他疑难杂症。著有《截根疗法——濒临失传的中医绝技》《伤寒杂病论会通读本》，参编图书2部。

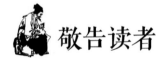 敬告读者

　　本书所示癌痛治疗方药与现代中医处方用药习惯截然不同，必须熟知中医药理论才能准确使用。反之若用药不准，亦可能迅速导致不良反应。为了您和家人的健康，千万不要照搬书中处方或盲目自医。请务必在专业医师的指导下使用本书方药！

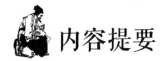 内容提要

癌痛给病人带来的痛苦，有时甚至会超过死亡带来的威胁。因此，控制癌痛与治疗肿瘤同等重要，有时甚至前者更为重要！本书作者长期从事癌痛治疗，其治疗理念皆源于经典，本书即作者治疗癌痛的真经，内容极其珍贵。

全书分为三篇：上篇是治疗癌痛的常用古方和验方；中篇是治疗癌痛心得；下篇介绍了癌痛专药、民间单方。

作者通过大量生动的案例，详细阐述了其"全程扶正，适当攻邪"的诊疗思路，重点介绍了其运用耆婆万病丸通治多种癌痛的方法。耆婆万病丸是佛家秘方，原载于《备急千金要方》，可通治多种癌症疼痛，常被称作"甘露"。"癌痛十三方"为作者多年经验之结晶，涉及多种癌痛的治疗，系首次全面披露。

本书既有中医临证发微，又有方药新识，还有医家的不传之秘，其中不乏真知灼见。本书适合中医从业人员以及广大癌症病人及其家属阅读。希望本书的出版，能给广大癌痛病人带来福音！

孙 序

古有风、痨、臌、膈四大顽疾，现有癌症居疑难病之首。剧烈的癌症疼痛常常使病人觉得生不如死，每当面对这样的病人，我都犹如临大敌，对于疗效也往往不甚满意。祖国医学对疼痛的认识由来已久，历代医家积累了丰富的诊疗经验，可是在文献中鲜有癌痛治疗专著，当今市面上的参考书籍质量也良莠不齐。就在我苦于找不到立足于临床而又实用性强的治疗癌痛的书籍时，我收到了保平寄来的稿件，这使我非常振奋。

1996年，我与李保平相识于黑龙江中医药大学。当时学业压力还是很大的，我们每天都在图书馆自习室里学习，基本没有额外的休闲娱乐。我们有着共同的爱好，那就是分享一本好书，谈论一位名医，畅言读书心得。那时他就每天手不释卷，阅读了大量的古医籍，假期回家又跟其老师临床实践，并独立给十里八村的乡亲们诊病，返校之后就会和我分享临证得失。

三年同窗，我们结下了深厚的情谊，1999年他毕业离校，我则继续为考研做准备，当时我们都没有手机，也就失去了联系。多年后，我们又建立了联系，彼时他在广州已是小有名气了。

我们几乎每晚都用网络交流，从视频中，我看到他的书房陈列有很多大部头的名著，其中不乏孤本、珍本。他对于喜欢的书，甚至订制牛皮书皮。他开玩笑说："此书房，可抵一栋别墅。"这时，我才明白为何他如此清贫，常常入不敷出。我第一次去广州时最想参观的既不是"小蛮腰"也不是"羊城八景"，而是他的书房。他的书架上，除了医书，还有大量儒、释、道、西方哲学、文学书籍和汉语工具书等。甚至文字训诂方面的书，也整齐地摆在案头。他做学问极其认真，连《说文解字》这样权威的工具书他也发现了好多问题，书上到处都是红色标记，而且用考据学的证据证明里面的错误。

《诗经》曰："如切如磋，如琢如磨。"平时我俩交流时，保平就像是有十万个为什么一样，经常把我问得哑口无言。他有着不同寻常的逆向思维，有时我们会争得面红耳赤。对于一些观点，他若认为对，则肯定会践行；若有不同意见，也会表达出来，并且引经据典，有理有据地进行论证，一会儿讲医学，一会儿谈二十四史，一会儿又说到国外名人传记，甚至谈到哲学。他就是中医里的"杂家"，和这样的人交流，自然就会有知识充实、思维拓展之感。

我们都知道，药材的质量和炮制是影响疗效的关键因素，他配制成药时从不吝惜贵重药材，几乎都是按照传统方法制作，直到制作到他自己满意为止。在给中风病人配制续命煮散时，他甚至把丝绸衬衫剪开给病人包煎药物，还说《备急千金要方》就是这样记载的，我们不能擅自改动，唯有如此才能观察古方的疗效"。很多药物、药方他都要亲自尝试以掌握疗效，例如，他亲自炮制马钱子，然后自己试吃，直至出现毒性反应为止。他每天记录服药体会，总结临床剂量规律。为了体验巴豆的药效，他曾用一年时间试吃各种巴豆霜，体会服用不同剂量巴豆的反应，直到自己要的效果出现为止。甚至连斑蝥这样的剧毒药品，他也要亲自尝试，非要吃到口腔溃疡，出现尿频、尿急、尿痛，直到出现尿血，然后再用滑石、甘草等药物解毒，以验证滑石、甘草等到底能不能解斑蝥的毒性。三年前的一个深夜，他在电话里有气无力说："细辛入散剂太危险了！我现在严重心慌，四肢无力。"把我吓得一夜都没睡好。他能活着，并且能每天给病人诊病，实属难得。说他是个固执的完美主义者，倒不如说他是个愚公样的奇才。

撰写书稿期间，他每天都要和我谈论里面的内容，沉浸其中，无法自拔，我不得不听他的长篇大论，没想到几个月初稿就出来了，可见他平素有足够的积累。对自己的书稿，他必须亲自校对五遍以上，才能定稿。

"问渠哪得清如许，为有源头活水来。"保平诊治癌症的经验主要来源于两个方面。

首先，来自古籍。上学时，他便痴迷于古籍，像《备急千金要方》《外台秘要》《本草纲目》《中国医学大辞典》等大部头著作，他都是通读过的，并做了大量的笔记。在行医之初，他的病人就不少，其中免不了有患疑难杂症的，癌症自然也是有的。当年读书时，他对古籍中的耆婆万病丸、鳖甲煎丸、三物备急丸、犀黄丸和金蚣丸等就饶有兴趣，当面对癌症时，这些先贤的方药自然而然地就在他脑海里浮现出来。得益于深厚的国学、考据、训诂学功底，他能够把古籍中的病症与病人的症状对接上并娴熟运用古方。

其次，近现代医家的经验。他善于借鉴近现代医家的经验，比如孙秉严、朱良春、钱伯文、贾堃、郁仁存等医家，但他提及最多的还是孙秉严和朱良春两位前辈。通读本书稿，不难发现他对攻下法和虫类药的论述尤为精辟。书中内容，一部分是前辈们的经验，另一部分则是他自己的体会。比如用大黄、牵牛子治疗癌症疼痛，用斑蝥治疗骨肿瘤剧痛等，这些都是孙秉严老中医的经验；而他的自拟方"二十五味备急丹"则主要是受三物备急丸和朱良春大师的经验启发。

"纸上得来终觉浅，绝知此事要躬行。"只有书本上的知识和老师的间接经验，就可以看病了吗？当然还不行，这也是中医提高疗效的难点所在。把前人的间接经验转化为自己的直接经验，需要付出心血并经受时间的考验，同时也要有一定的悟性。

行笔至此，感慨万千。我回想起了大学时代：青涩的外表、土气的穿着、单调的饭食、校园中令人难忘的一草一木；每天在图书馆自习室抢座位、在寝室里互相调侃；讨论专业时的情怀，乃至整天想给人治病的冲动……子曰：无友不如己者。保平的又一著作即将付梓，吾不揣谫陋，乐为之序。

好友孙奇

2022 年 6 月于哈尔滨

从一例骨肿瘤病人说起（代前言）

癌痛对人的身心和意志力都是极大的摧残和折磨。癌痛所带来的痛苦，有时甚至会超过死亡带来的威胁，它会毫不留情地剥夺病人的尊严，摧毁病人求生的信念。许多晚期癌症病人甚至会认为："如果死亡来临，与其苟延残喘，还不如有尊严地逝去。"

癌痛有很多特点。其最大的特点，是疼痛剧烈；还有一个特点，就是疼痛的持续性。如果说分娩是人间已知的剧痛，那么临盆所面对的剧痛只有短暂的几个小时或十几个小时，而癌症病人将要忍受的剧痛的时长则远超临盆。现代医学对疼痛程度进行了划分，分为 0 ~ 10 级，7 级以后就是重度疼痛。女性分娩所产生的疼痛处于 8 级，而晚期癌痛则有可能达到 10 级。几乎每个癌症病人都要面临疼痛的折磨。有资料统计，在癌症病人中，有 50% ~ 80% 的疼痛因为各种原因没有得到有效治疗。

骨肿瘤是发生于骨骼或其附属组织的肿瘤。恶性骨肿瘤发展迅速，死亡率高，晚期剧痛难忍。我于十几年前曾经接诊一名男性恶性骨肿瘤病人。之前病人四处就医，在短短几个月的时间里，已经做了 20 多次化疗，癌细胞还转移到了肺部。使用现代医学常规的止痛药无效，起初注射吗啡还能维持 2 个小时，后来再用却无济于事。为了给他治病，全家老少背负了近百万元的债务，并且把仅有的一套房子也抵押了，办了贷款。

病人每次复诊几乎都泣不成声，苦苦哀求救他一命。无奈"书到用时方恨少"，我当时也是用了所有能想到的办法，结果病人的剧痛丝毫不减。一个40多岁的男人，每天晚上凄惨的呻吟声吵得邻居们都无法入睡。后来病人去世以后，家属变卖了所有能卖掉的东西，且在很长一段时间里都还在还债。

控制癌痛与治疗肿瘤同等重要，很多时候二者要同步进行。众所周知，控制癌痛并非易事。对于已经失去了手术机会的病人来说，控制癌痛可能是部分病人唯一可以接受的方案，毕竟有效缓解癌痛，可以使病人在无明显疼痛的状态下生存，为争取治疗时间和带瘤生存创造机会。强忍剧痛会带来多系统紊乱，使各种机体功能衰退。在中晚期癌症病人中，肿瘤直接引起的疼痛占80%左右。此时病人异常痛苦，度日如年，甚至连大小便等正常的生理功能也会受到限制。因而治疗癌痛，不仅可以减轻病人的痛苦，还有助于延长病人的生命。

时至今日，那个病人留给我的刻骨铭心的记忆，每每想起都会让我莫名伤感，久久不能释怀。我深恨自己医术不精，无法解除病人的疼痛。让癌症病人仅依靠意志力来克制疼痛，不仅病人没有任何生活质量，而且不符合医学的人道主义精神。痛定思痛，我自那时起，每天晚上查阅各种医书，研究历代医家的癌痛治疗方案，又经过反复临床实践，初步总结出了治疗癌痛的规律。

首先，要鉴别癌性疼痛与非癌性疼痛。癌性疼痛，以肿瘤直接导致的疼痛最常见，例如肺癌侵犯胸膜导致的胸痛、骨肿瘤病人的病理性骨折疼痛。非癌性疼痛，即不是由肿瘤直接导致的疼痛，如肺癌病人伴有的腰椎间盘突出所致的腰腿痛，胰头癌伴胆囊炎急性发作时由胆囊炎所致的剧烈的上腹部疼痛。本书主要论述癌性疼痛的治疗方法，非癌性疼痛的治疗方法要参考专科治疗方案。

其次，在中医治疗方面，要抓住癌症的基本病机，即整体为虚，以阳虚、气虚和血虚为主；局部疼痛为实，以寒凝、痰阻和血瘀为要。在遣方用药时，必须时刻顾护胃气，自始至终要遵循温阳、破瘀、驱毒和攻下的四大原则。癌症，疼痛为标，全身状况为本；肿瘤为标，正气虚弱为本。虽然治病求本是中医治病应遵循的宗旨，但在具体治疗时还要灵活变通，根据病人的具体情况制订治疗策略。有时需要标本兼顾，疼痛剧烈时还可以先治标后治本。切忌头痛医头，脚痛医脚，一味地大量使用清热解毒的寒凉药物，或者不断地增加止痛药的剂量，而忽略了对全身状况的治疗。我们需要努力做到让癌症病人在无痛状态下生存，延长生命。

其实我这一路走来，探索过程艰难曲折而又漫长，不断地吸取经验与教训。有些时候，我所接触的病人已是癌症晚期，行将就木，治疗起来非常棘手，甚至可以说是无从下手。作为医者，我总是告诫自己：蝼蚁尚且偷生，"人命至重，有贵千金"，岂能轻言放弃？还有些时候，对于某些病人，我平生所学的方法竟毫无用处。有时候治疗同一种癌症甚至是同一证候的方药，某些病人使用后疼痛立刻缓解，可以带瘤生存，而对另一些病人而言，可能不仅不能缓解不适症状，还会加重疼痛。

幸运的是，我们可以站在巨人的肩膀上起步。《伤寒杂病论》《备急千金要方》，以及国医大师卢芳、朱良春和老中医孙秉严等前辈的著作，给予我无数的启发。这些年，帮助不少癌症病人能够正常生活，不再遭受疼痛的折磨，这使我在收获成就感的同时，也深感作为中医人的社会责任。然而，就征服恶性肿瘤的伟大目标来说，我们仍然任重而道远。

有关癌痛的治疗方法，大多散见于中医药文献中，唯有"勤求古训，博采众方"才可习得；还有一部分治疗方法见于名不见经传的乡间医生，需要不耻下问才能窥见。整理这本书，我尽量遵从"述而不作"的原则，把自己临床使用过且行之有效的方法奉献给读者。如本书中的耆婆万病丸是佛家秘方，原载于《备急千金要方》，因对某些病症疗效奇特，故常被称作"甘露"，可用于多种癌痛的治疗。只要读者正确应用书中的方法，就可以缓解大部分癌痛，甚至可以消除部分癌痛，延长病人生命。尽管这些方法对癌痛有效，也不可能治愈所有的疾病。

《淮南子》说："年五十而知四十九年非。"人类认知的过程也是不断否定和自我否定的过程。本书的内容，为我迄今为止治疗癌症的体会，也许明天我还会有更新的认识；而本书之名——《让癌症病人远离疼痛》，也是我发自内心的祝愿。

在本书编写的过程中，我得到了北京科学技术出版社刘立老师的支持，她不厌其烦地为末学提出精细的修改意见，完善本书的撰写体例；哈尔滨市中医医院孙奇教授对本书提出了许多建设性建议；南方医科大学梁燕婷同学协助我查找资料，做了大量的工作。在此，一并表示感谢！最后，还要感谢我的家人，是她们一直在默默地支持我，使我能全力以赴撰写本书。

本书适合中医从业人员，以及广大的癌症病人及其家属阅读。《黄帝内经》说:"知其要者，一言而终。不知其要者，流散无穷。"囿于参考资料和临床经验的有限，本书难免骨瘦肉薄，意浅而辞琐，敬请读者及时提出宝贵意见，以便再版时修订。让我们一起为中医的崛起而奋斗！

李保平

2022 年 6 月

目 录

上篇　癌痛特效方

一、实证癌痛通治方——耆婆万病丸

耆婆万病丸载于《备急千金要方》，由牛黄、麝香、犀角、朱砂、雄黄、黄连、禹余粮、大戟、芫花、芫青、人参、石蜥蜴、茯苓、炮姜、肉桂、当归、川芎、赤芍、甘遂、黄芩、桑白皮、蜀椒、细辛、桔梗、巴豆霜、前胡、紫菀、炒蒲黄、炒葶苈子、防风、蜈蚣组成，是一切痰瘀互结疾病的通治方。

耆婆万病丸组方31味，寒热并用，攻补兼施，堪称大方的典范。耆婆万病丸中的药物炮制非常讲究。古法以牛黄、麝香、犀角为主药，犀角现以水牛角代替；朱砂、雄黄皆须水飞；禹余粮须先火煅醋淬7次，然后水飞；大戟、甘遂，都要锉成片，炒黄；芫花须先用醋浸泡，然后炒黄；芫青，现代多以6个大斑蝥代替，用糯米拌匀，炒至糯米呈黄色时，去糯米，取斑蝥，去头、翅、足，仅以腹部入药；石蜥蜴，现代多以壁虎代替；蜀椒，要去目及闭口者，炒出汗；巴豆，务必去皮心，炒炭存性，否则会导致恶心、呕吐及腹痛；蜈蚣，古时用三节，今用4g，其余药物换算成现代用量，亦皆为4g。

耆婆万病丸古法以白蜜和丸，如梧桐子大。每次服1~3粒，早上空腹用黄酒或生姜汤送下，以服药后下利恶水为度。如果没有呕吐痰涎或大便稀溏的话，就加1粒，或加至3~5粒，必须以呕吐痰涎或大便稀溏为度，不必限制单次服药剂量。如果病强药少，一般不会吐利。若其药力发作缓慢，就喝一杯热水，加速药力运行；如果吐下不止的话，喝冷水就可以解药。新病暴病，一般用量稍大，每服3~5粒；沉疴痼疾，一般服用量少，每次1粒，以大便呈糊状为宜。

1. 耆婆万病丸适用于各科癌症疼痛

所谓通治方，是指治疗范围广、用途较大的方剂。一般来说，一首方剂只能治疗某种或某类疾病，针对性较强，但通治方不仅适用于某类疾病，甚至可通治几类疾病，而且有些通治方可以治疗不同科别的疾病，适用范围极广。通治方在组方和剂型方面均有其特点。首先，通治方药味较多。因为适用范围较广，故在组方时就要面面俱到。但尽管如此，通治方的组方仍法度森严，药物多而不乱，芜而不杂，寒热并用，攻补兼施。其次，通治方大多用药峻猛，量少而力宏，制成丸散，便于贮藏和携带，服用起来也方便。耆婆万病丸是历史上著名的通治方之一，也是佛家秘方。该方在《备急千金要方》及敦煌文献中均有记载。《备急千金要方》记载："此药以三丸为一剂，服药不过三剂，万病悉除，说无穷尽，故称万病丸。"此说虽未免有过誉之嫌，但该方组方精妙，以益气固本、温阳散结、攻坚破积之品组成，攻补兼施，可以同时治疗多种癌症疼痛及疑难杂症。如我曾在使用耆婆万病丸治疗某肝癌病人肝区刺痛时，意外地把该病人患病多年久治不愈的肠道息肉也治好了。对于各种癌症病人，尤其是体内正邪斗争剧烈、疼痛剧烈者，耆婆万病丸的确是良方。

据《备急千金要方》记载，耆婆万病丸治"七种痞块"及"五脏滞气，积聚不消"，受此启发，我在临床使用耆婆万病丸治疗肺癌、肝癌、肠癌、乳腺癌、卵巢癌、宫颈癌和癌性淋巴结肿大、恶性淋巴瘤疼痛等病症。据我多年临床体会，耆婆万病丸的临床适用范围非常广泛，各种癌症疼痛，凡是辨证属实证者，用此方常获佳效。

耆婆万病丸可以广泛应用于内、外、妇、儿及肿瘤科癌痛。但每一种癌痛又有其特殊性，即使同一种癌症，在不同病人和不同发展阶段的表现也不尽相同。所以在使用耆婆万病丸时，我们要根据病人不同的证候表现，选用不同的汤剂作为先锋，在辨证辨病相结合的基础上运用耆婆万病丸。

2. 以汤剂作为先锋的服用方法

谈到以汤剂作为先锋，再用耆婆万病丸的服用方法，就不能不提到犀黄丸。犀黄丸由麝香、牛黄、乳香、没药组成，是治疗癌症的名方，该方贡献者是清朝的王洪绪先生。现代研究表明，该药具有广泛的抗癌止痛作用。犀黄丸的主药麝香、牛黄也是耆婆万病丸主药中的两味。耆婆万病丸亦名牛黄丸。据《外科证治全生集》记载，牛黄亦名犀黄。所以从某种程度上说，犀黄丸是精简版的耆婆万病丸，而耆婆万病丸则是加强版的犀黄丸。二方颇有渊源。

王洪绪先生使用犀黄丸的方法，是犀黄丸佐以阳和汤。他要求病人早上服用阳和汤，晚上吃犀黄丸，二方轮流使用。我在使用耆婆万病丸时，也尽量按照此方法，让病人白天早晚服用汤剂，晚上临睡前以生姜红枣汤送服耆婆万病丸。具体使用方法是，我将耆婆万病丸制成细粉，嘱病人自行装入空心肠溶胶囊，每次服用0.25~1 g，每日1次。大部分病人服药后，大便通畅，癌痛逐渐缓解，病情趋于稳定，部分病人病灶会有不同程度的缩小。具体服用剂量以病人耐受为度。如果便秘或大便成形，就稍稍加量；如果腹泻水样便，就要减量。以大便保持糊状，每日 2~3 次，既不成形，又不腹泻为宜。按古籍记载，治疗头颈胸部病变，应该临睡前服药；如果是肝胆、胃肠道疾病，要早起空腹服药。但据我临床体会，无论以耆婆万病丸治疗何种癌痛，皆应将耆婆万病丸装入空心肠溶胶囊，于晚上临睡前以生姜红枣汤送服，一则避免药物刺激胃，二则可使药力专行。如果白天服药，经常疗效平平，还容易导致胃脘及腹部不适等症状。

另外，凡是阳虚寒凝，症见形寒肢冷，患处漫肿无头、皮色不变、疼痛剧烈的癌症病人，皆可以采用阳和汤合耆婆万病丸治疗。

3. 耆婆万病丸是佛家秘方

在中国历史上，耆婆万病丸曾是佛道二家必备之品，有时还作为"甘露"施予信众。从盛唐开始，迄清朝为止，耆婆万病丸被高僧异人所重视。传统名药如安宫牛黄丸、牛黄清心丸等，均有耆婆万病丸的影子。

二十年前，我曾结识两位佛教居士，一位是肝癌病人，病人自诉曾得高僧赐"甘露"（耆婆万病丸）数百丸，嘱每日服 1 粒，空腹服用。从服药当天开始，疼痛日减，各种不适症状逐渐解除，实现了带瘤生存。

另一位是肺癌病人，这位居士在不惑之年就已经事业有成，且身价不菲。他给我讲述了他的传奇故事。

多年前他被确诊为肺癌，由于已有转移而无法手术。医生告知，生命只剩下几个月的时间了。这自然引起了他全家的恐慌，但他本人却一下子安静下来了。

他想，既然已经病入膏肓，也用不着操心了。于是，他把公司交给别人打理，自己专心调养身体。他平日里就喜欢读佛经，便想着索性去念佛吧。于是他开始参加各种慈善活动，修孤儿院、建希望小学、朝山拜佛。

在五台山拜佛的时候，一位老和尚传授他一首治疗癌症的秘方，说该方相传为印度耆婆大师所创万病丸，在唐朝时传入中国，可以治疗癌症等多种疑难杂症，凡他药无效者，用此方大多有效。三个月是一个疗程，若能连续服用，必有大益。老和尚还特意叮嘱他，此方神异，万勿等闲视之。

他特意请老药工，按照古法炮制药材，将药丸制成黄豆大小，共计108粒，每天吃1粒，临睡前服。吃完一料万病丸，他发现胸痛大为缓解，咳嗽咯血也少了，后来又配了几百粒，连续吃了一年多。人长胖了，而且面色红润。朋友去探望他，都问他在哪里看病，吃了什么仙丹妙药，恢复得这么好。两年后，再次复查的时候，医生说病灶已经缩小了。之后他又去了几家医院看病，其中有两个医生说他病情逆转了，还有一个医生竟然说当初可能是误诊了，他得的不是肺癌。这位居士的故事，让人很好奇，我百思不得其解。

后来读岳美中先生的文章，我才知道耆婆万病丸确实存在，且原载于《备急千金要方》，可以治疗癌症等多种疑难杂症。岳老还记录了用耆婆万病丸治愈小腹膨胀（疑似恶性肿瘤腹水）的案例，以及古代名医用它治疗疑难杂症的故事。

张璐在《千金方衍义》中说，他曾用耆婆万病丸治疗十年、二十年的痼疾，如伏痰悬饮、当背恶寒等症，无不神应；又用耆婆万病丸治疗肢体沉重、腰腿酸痛，疗效神速；像坚积痞块、癥瘕积聚等症，即便不能完全治愈，也能将病势减去大半。

4. 用耆婆万病丸治疗癌痛是安全的

我刚开始大剂量使用耆婆万病丸时，担心病人受不了，所以极为谨慎，几乎每天都会询问病人的变化。实践证明，我的顾虑是多余的。如某患有巨大卵巢癌的 80 余岁的病人，小腹部僵硬疼痛，在服用耆婆万病丸一段时间后，疼痛消失，各种不适逐渐消除，腹部柔软，生活自理。后随访两年。

我发现，无论何种癌痛，都可以用耆婆万病丸治疗，而且疼痛越严重，效果就越好。这可能与耆婆万病丸组方中的攻毒破瘀之品对有形实邪具较强的针对性有关。疼痛轻微者，可每晚临睡前服耆婆万病丸 1 次，每次 0.25~0.5 g，以大便呈糊状为宜；如果癌痛剧烈，则首次服用 0.5~1 g，以大便泻下恶水为度，之后还需要保持大便呈糊状，缓消癥瘕。我一般要求病人从 0.25 g 开始服用，逐渐加量至 0.5 g、1 g，甚至 1.5 g。

耆婆万病丸中含有攻毒、祛风、通窍、活血之品，多为峻药，如果以《神农本草经》的分类法，这些中药大多属于中下有毒之品。其实，有些中药并没有毒，但人们会误以为有毒，如蜈蚣、全蝎、水蛭、壁虎、乌梢蛇等，这些虫类伤人，可能导致神经毒性，但入药时却是能够治疗疾病的异体蛋白。国医大师朱良春先生在其著作《虫类药的应用》中对此曾有过详细的论述，并说还没有发现如法使用虫类药而出现严重毒副作用的。

有些中药确实有毒，可对于某些顽疾具有特殊疗效，故不应随意弃用，但须严格遵循炮制法度及服用方法。例如，马钱子毒性很大，我在治疗肝癌疼痛时，除用制马钱子之外，还会配以清水全蝎、蜈蚣、炒僵蚕、斑蝥等破瘀通络之品，以减毒增效，马钱子剂量控制在每天不超过 0.6 g，单次不超过 0.3 g。又如，斑蝥有大毒，安全剂量为每日 0.03~0.06 g，可以治疗多种癌症，既能缓解疼痛，又能抑制肿瘤，是罕见的具有升高白细胞作用的抗癌药物。使用斑蝥时，除必须炒制以外，还要去头翅足，同时配伍清热解毒利尿之品，保持病人大便通畅。

有的药物含有某种毒性成分，但这种药物在使用后未必就一定出现中毒表现，特别是在组成方剂之后，但复方在体内的复杂代谢过程我们并不十分清楚。例如，朱砂含汞，雄黄含砷，国际上禁止单独服用这两种药；但名药安宫牛黄丸却含有这两种药，安宫牛黄丸可开窍醒神，用于救治中风昏迷的病人。我曾用安宫牛黄丸治疗过 82 岁的急性脑梗死的危重症病人，病人连续服用了 30 粒安宫牛黄丸，没有留下任何后遗症，也没有查到砷、汞在体内沉积的现象。该病人至今健在，已是百岁老人。

耆婆万病丸含有大量攻毒破瘀之品，按药理来说，其副作用应该有一定的肝肾毒性或导致内脏出血。对于我治疗的癌症病人，我会要求他们每个月检测血常规、尿常规、肝功能、肾功能等，目前尚没有发现过一例服用耆婆万病丸后出现肝肾毒性的，但是部分膀胱癌病人在服用耆婆万病丸后会有小便排出血块及烂肉样组织的现象。

出于对耆婆万病丸的敬畏之心，我曾连续服用耆婆万病丸一年，并定期体检，结果血常规、尿常规、肝功能、肾功能等一切正常。无意中还发现颈部的许多脂肪颗粒都消掉了，体重也从服药前的 240 斤（2 斤等于 1 千克）降到了 210 斤左右，并之后维持不变。后来我将耆婆万病丸用于肿瘤临床，凡是有有形实邪、正邪剧烈斗争的癌痛，大多随手奏效。

5. 用耆婆万病丸治疗癌痛临床实例

（1）耆婆万病丸治疗肝癌痛

我第一次用耆婆万病丸治疗癌症，是用于一位老年男性肝癌晚期的病人。该病人曾服用民间验方——斑蝥烧鸡蛋，并维持了两年多，病情稳定，后来肝区再次疼痛服用斑蝥烧鸡蛋无效了。时症见右胁刺痛，纳差，腹部胀满1个月，面目黄染，黄色晦暗，小便短少，大便秘结，数日一行。诊其舌质稍暗，苔黄腻，脉弦涩。拟方六君子汤合大黄甘遂汤，服药后病人大小便逐渐增多，胁痛稍缓解。又配了加味金蛱丸，病人服完一料，胁痛大减，但腹水又开始反复。

我进行地毯式搜索，翻遍了家里所有藏书，考虑病人肝癌日久，癌毒内陷，若不用复方大法，恐难以收效，遂建议病人自行配制一料耆婆万病丸。继续服用斑蝥烧鸡蛋（每天1~2只大斑蝥，去头翅足，保留腹部，将红皮鸡蛋敲开一个小洞，放入斑蝥，然后用纸和黄泥包好，放在火上烧熟，去掉斑蝥，只吃鸡蛋，每天1个鸡蛋，早晚分服）。

病人服耆婆万病丸后，每天大便2~3次，腹胀、腹痛日渐减轻，小便量逐渐增多，大便偶有果冻样物排出。1个月后，病人腹围明显减小，2个月后，已无明显不适，人也胖了好几斤。服完一料，病人以为癌症痊愈，便没有再行复查，又维持了六七年。

当时病人家属曾以3粒耆婆万病丸相赠，我随身携带，视为至宝。某次去韶关度假，遇到一个小孩白血病高热不退，昏迷不醒数日，家里已经放弃治疗了，唯独患儿母亲恋恋不舍。当时我将半粒耆婆万病丸用黄酒化开，给小孩从牙缝灌下。当天下午排出许多粪便以后，小孩就醒过来了。耆婆万病丸，竟如此神奇！

另外，有位肝癌病人在用耆婆万病丸治疗期间，不仅疼痛逐渐消失，肝脏多发结节也消失了。

我的一位同学受我影响也开始使用耆婆万病丸，他发现一些癌症病人服用耆婆万病丸后疼痛迅速缓解。曾经有一例肝癌晚期病人，因疼痛剧烈就诊，在服用了耆婆万病丸以后，1周左右疼痛消失。服用3个月后复查，肿块无明显变化；服用半年后复查，甲胎蛋白略有上升，肿块略有增大。仔细询问病人，并无明显不适。加大耆婆万病丸的服用剂量以后再过3个月复查，发现肿块略有缩小，再继续服用，则肿块维持不变。

（2）耆婆万病丸治疗肺癌脑转移术后疼痛

我曾治疗一位肺癌脑转移病人，该病人男性，60余岁。化疗后，肺部肿瘤被控制得很好，但脑部出现了转移灶，虽行开颅手术，病灶却无法全部切除。病人术后剧烈头疼，呕吐不止，无法进食。我先以小剂量旋覆代赭汤止呕，续以六君子汤加酒乌梢蛇、清水全蝎、蜈蚣、炒僵蚕、蝉蜕等综合治疗，顾护胃气，兼以祛邪镇痛。半年后，该病人除时常头痛、左耳失聪以外，一如常人。嘱其自备药材，配制耆婆万病丸一料服用。病人服药后，每天大便呈糊状，半年以后，头痛痊愈，听力好转，还可以用左耳听电话。

（3）耆婆万病丸治疗卵巢肿瘤恶变疼痛

曾有一个病人，卵巢肿瘤恶变，甲状腺、肺部、乳腺多发结节，多家医院建议手术及化学治疗，但病人深信中医，希望保守治疗。症见每日少腹胀痛，胸闷胸痛，乳房刺痛。我建议她服用鳖甲煎丸，每次3g，每日3次；耆婆万病丸，每日1次，每次1g，临睡前服。不料该病人竟把二药混淆，耆婆万病丸每次1g，每日3次；鳖甲煎丸，每次3g，每日1次，临睡前服。1个多月后，我得知此事，赶紧叫她去医院复查肝肾功能，结果一切正常。仔细询问病人，她除每天大便六七次外，各种疼痛逐渐缓解，并没有其他不适。

我还用耆婆万病丸治疗过宫颈癌，也是见效神速，病人用药1周，疼痛即戛然而止。

（4）耆婆万病丸治疗乳癌痛

一老年女性病人，确诊乳癌1年，已经手术2次，完成了放疗、化疗。复查时发现左锁骨上窝皮下、左侧腋窝内、右侧颈部及肺部可见多个低回声结节。医院建议做微创手术摘除淋巴结，继续化疗。但病人对手术及化疗非常恐惧，故而转诊中医。

病人来诊时症见左侧腋下淋巴结肿大，胀痛，触痛，伴胸闷，畏寒，舌苔白滑，脉弦。余无明显异常。脉症合参，拟为阴疽，应以阳和汤和耆婆万病丸为主治疗。

处方：熟地黄35g，鹿角15g，炮姜5g，肉桂5g，陈麻黄5g，白芥子10g，甘草5g，炒王不留行10g，前胡5g，炒僵蚕10g，蝉蜕10g，蜈蚣1g（冲服）。15剂，水煎服。每日1剂，早晚分服。

耆婆万病丸每次0.5g，每日1次，临睡前服。告知病人，服药后可能会有胃肠道反应，轻微腹痛及腹泻，属正常现象。如大便成形则稍稍加量，腹泻则减量，以保持大便呈糊状为宜。

服药1周后，病人自觉身体变暖，疼痛缓解。但病人认为每天只吃1次耆婆万病丸，药力恐有不足，遂自行改为每日服用耆婆万病丸2次，每次0.5g。加大剂量后，开始有轻微腹痛、腹胀等消化道不良反应，每日大便3~4次。嘱其改回每日1次。但病人却说，自日服2次后，每天都排出较多腥臭黏液便，淋巴结肿痛大减，人越来越轻松，胃口也越来越好。

2个月后，病人胖了5斤，回原确诊医院复查，发现大部分结节消失，仅腋窝和肺部还有两枚较大的结节。

（5）耆婆万病丸治疗恶性淋巴瘤疼痛

有一个恶性淋巴瘤病人，为老年女性，化疗后肿瘤再次复发，腋下及腹股沟淋巴结肿大，已侵犯小肠。主要表现为食欲不振，恶心，腹胀腹痛，大便秘结。我治以加味阳和汤，以及耆婆万病丸每日1g临睡前吞服。病人服药后大便通畅，排出大量黏液和果冻状物，疼痛明显缓解，体表原本肿大的淋巴结每周都有所缩小，两个多月以后，体表肿大的淋巴结几乎完全消失。半年以后，肿瘤再次复发，再使用耆婆万病丸，依旧有效。

通过这个案例我们可以看出，中医治疗癌痛不但效果很好，而且还能消除部分较小的结节。

另外，我还治疗过某恶性淋巴瘤晚期病人，当我加大耆婆万病丸的用量，同时让病人服用阳和汤时，病人疼痛缓解的速度让我震惊。当时我非常后悔之前使用耆婆万病丸的用量太保守了。

（6）耆婆万病丸是癌痛特效药

癌症腹腔转移病人，常反复发作肠梗阻，腹痛剧烈，度日如年。以汤剂冲服耆婆万病丸，每日1次，每次0.5~1g，临睡前服，以大便呈糊状为宜，可有效防治肠梗阻。

一位中医博士的亲戚，患了极为罕见的肺上皮样血管内皮细胞瘤，用了耆婆万病丸以后，其疼痛减轻、消失，肿瘤生长速度明显放缓。虽然最终没有保住病人生命，但其在服药期间也没有发生过明显的疼痛。

我还用耆婆万病丸治疗过其他癌症病人，均有不同程度的疗效。

在我治疗的癌症病人中，有几例病人在治疗期间大便排出若干烂肉及果冻状物，疼痛立刻缓解。

这些亲身经历和见闻，使我坚信耆婆万病丸是癌痛特效药。有很长一段时间，我系统研究了全生派的著作和《备急千金要方》中的各种万病丸散，同时也找到了更多的医家应用耆婆万病丸的医案。唐末高僧禅月大师还写过《施万病丸》诗，盛赞耆婆万病丸疗效出众。

中医追求"带瘤生存"，即让病人在无痛状态下延长生命，提高生存质量，这在中医界已经形成共识。古人治疗癌痛，并不是一味地抗癌止痛，而是从病人的整体出发，改善病人的内环境，使病灶逐渐失去活性，从而达到抗癌止痛的目的。

加拿大 Schipper 教授通过临床观察、实验室及流行病学调查研究，也提出了有效治疗并不需要让肿瘤完全消退、机体的反应对癌症治疗十分重要的观点。其观点与中医"带瘤生存"的理念不谋而合。

二、癌痛通治方——大黄附子汤

癌症晚期疼痛是临床的一大难题，癌症病人本来就要承受巨大的心理压力，再加上疼痛剧烈，身心极度痛苦。现代医学也无计可施，不得已而求助于吗啡、杜冷丁（哌替啶）等强力镇痛药物。但药效一过，疼痛又会复发，且此类药物常伴较多毒副作用，导致许多病人进退两难。

我的一位西医朋友告诉我，她的家人身患胃癌，剧痛难忍，最多的时候一天注射过 4 次吗啡。

我相信，所有的癌症病人都不想使用吗啡，希望能找到一种安全有效的没有毒副作用又能缓解疼痛的方法。通过多年实践，我可以说，中医是绝不会让癌症病人失望的，即使是癌症晚期的剧烈疼痛，坚持使用中医药治疗，大部分病人都可以无痛生存。

那么，中医是否有不通过辨证，只要是癌症疼痛就可以使用的方子呢？答案是有。张仲景的大黄附子汤就是具有较好镇痛作用的名方。

1. 大黄附子汤通治寒热证候的癌症疼痛

大黄附子汤由大黄、制附子、辽细辛组成，是一首温下剂，主治寒实内结之胁下疼痛。此方配伍精妙，方中大黄苦寒，能攻实荡热；制附子温中散寒止痛。大黄、附子合用温下寒积，再加上辽细辛温经散寒止痛，三药合用，具有显著的散寒止痛作用。

癌症病人多阳气虚衰，寒积胃肠，故大黄附子汤疗效显著。运用此方，不必拘泥于大便通畅与否，凡辨证属阳虚寒凝者皆可使用。但要注意，方中大黄用量一般不超过制附子，辽细辛之量又须小于大黄，可根据病人情况随症加减。如里实较甚，可按比例增加大黄附子汤的用量。

现代药理研究证明，大黄具有止血、抑菌、降血压、降胆固醇和排结石等作用；附子可强心、抗炎、抗休克、抗肿瘤、止痛、抗衰老；细辛可解热、抗炎、镇痛、抗过敏等。而配伍研究发现，大黄附子汤可治疗寒积里实证，大黄、附子、细辛合用泻下作用强，且能改善肠道运动。现代多用于消化系统癌痛、急性肠梗阻、胆囊切除术后综合征、尿毒症等疾病。

该方在临床运用广泛，可以治疗现代医学的胰腺、肝、胃、结直肠等器官的癌症疼痛。严格来说，凡是辨证属阴寒内盛所导致的疼痛，皆可使用。但是我们也发现，无论癌痛证候属寒还是属热，此方都有效。因为大黄附子汤寒热并用，既有散寒止痛的作用，又有清热消积的功效。癌症病人大多属阴寒体质，经常表现为真寒假热之象，其阴寒为本，假热为标。

2. 大黄附子汤止胰腺癌痛

胰腺癌痛是人类已知的剧痛之一，现代医家多拘于清热解毒之说，频用寒下之法，而置寒积里实证于不顾，致使病人之癌痛多呈进行性加剧。临床使用大黄附子汤，或合方三物备急丸，可显著缓解疼痛。

如某男性病人，44岁，上腹部剧烈疼痛，反复发作2个月，在某大学附属医院诊为原发性肝癌，胰腺转移，脊柱转移，已无法手术，行多次化疗无效，某医院予复方大柴胡汤及西药等治疗，疼痛不减，且逐渐加剧。

病人来诊时上腹部疼痛拒按，腹胀，腰背疼痛，大便秘结。舌暗，苔白厚腻，脉弦紧。综其脉症，辨为寒积里实证，采用温中散寒、通里攻下之法。拟方大黄附子汤合方四逆散加减。

处方：大黄15 g，制附子20 g，辽细辛10 g，前胡15 g，赤芍60 g，枳壳15 g，炙甘草15 g，青龙衣30 g。

嘱其昼夜连服2剂。病人服药后大便日行3次，前2次成形，第3次呈水样便，疼痛减半。效不更方，继前方，加牵牛子10 g、红参15 g、制独角莲30 g。15剂。病人疼痛基本消失。

3. 大黄附子汤止胆管癌痛

我曾治疗某老年女性胆管癌病人，该病人来诊时形体消瘦，面目黄染，上腹部剧烈疼痛，伴恶心呕吐、大便秘结，舌暗，苔白腻，脉沉弦。综合诊断，证属阳虚寒凝，治以温阳散寒、驱毒攻下。拟方理中汤合方吴茱萸汤、大黄附子汤加减。

处方：红参15 g，干姜15 g，制附子20 g，莪术10 g，三棱10 g，青龙衣30 g，大黄15 g，辽细辛10 g，吴茱萸10 g，生姜30 g，制独角莲 30 g，土鳖虫 10 g，郁金 20 g。15 剂，水煎服。每日 1 剂，早晚分服。同时用药渣热敷痛处。

病人用药后，大便通畅，日行 2~3 次，疼痛基本消失，食欲逐渐好转，停服止痛药。

4. 大黄附子汤止卵巢癌痛

我还曾治一位老年女性病人，该病人体检时发现 CA125 不明原因升高，伴小腹胀痛、胸闷、消瘦 2 个月，遂被收入当地医院。

彩超提示，胸腹腔中等量积液。腹水病理检查结果提示，中分化癌。完善检查后发现，肺部、腹腔、骨盆等处有癌细胞转移，原发病灶不明确，疑为卵巢癌。病人拒绝化疗，出院寻求中医治疗。

时症见下腹胀痛，畏寒肢冷，少气懒言，胸胁满闷，心悸，咳嗽，痰白而黏，食欲不振，口干不欲饮，早醒，小便短少，大便干燥，三四日一行。面色苍白，表情淡漠。舌质暗红苔白，脉弦紧。

综观脉症，当属阳虚寒凝，饮停胸腹。拟以温阳散寒、化饮攻下之法。采用苓桂术甘汤合方大黄附子汤加减。

处方：茯苓 30 g，肉桂 15 g，白术 60 g，大黄 15 g，制附子 20 g，辽细辛 10 g，三棱 10 g，莪术 10 g，砂炒干蟾 15 g，槟榔 15 g，薏苡仁 60 g，炒葶苈子 15 g，炙甘草 15 g，红枣（去核）5 枚。7 剂，水煎服。每日 1 剂，早晚分服。

病人服药后，腹痛减轻，仍腹胀，小便短少，食欲不振，畏寒肢冷。续上方加红参 15 g、牵牛子 15 g、车前子（包煎）30 g、水蛭 5 g（吞服）、泽漆 30 g。15 剂，水煎服。每日 1 剂，早晚分服。

药后腹痛、腹胀、胸闷、心悸等症缓解。小便日渐增多，大便日行 3 次，呈糊状便，每餐能进食一碗米饭，精神状况大为好转，言语有力。随症加减 3 个月，病人腹部稍压痛，四肢温暖，饮食、睡眠、二便均可。

此例老年病人阳气虚衰，水湿内停，兼寒湿中阻，大便不通，故而"不通则痛"，表现为腹胀腹痛。以其寒凝日久，"大实有羸状"，表现为面色苍白无华、表情淡漠，证属虚实夹杂，方从大黄附子汤加减。全凭医圣妙方，故而收效迅速。

我常以大黄附子汤加甜叶菊，嘱病人煮水代茶饮，既便于服用，口感又好。其常用剂量为：大黄 10 g，制附子 15 g，辽细辛 6 g，甜叶菊 3 g。煮水代茶饮，每日 1~3 剂。患处疼痛时代茶饮；如果疼痛缓解，当天可不再饮用。

如某年过古稀的女性病人，因腹部疼痛就诊。某医院诊为卵巢腺癌晚期，因癌细胞已扩散、组织粘连而不能手术。我建议其以大黄附子汤加青龙衣 30 g 煮水代茶饮，每日 2 剂。病人服药后无明显疼痛。

5. 大黄附子汤止其他癌痛

一位老年女性病人，在某医院被诊为胃癌，既往有高血压、糖尿病史，不适合手术，化疗无效，进行性腹痛加剧，拒绝任何治疗。我建议其将大黄附子汤煮水代茶饮。病人家属告知，服用药茶一周后，病人疼痛消失，大便也通畅了。

一位老年男性病人，直肠癌术后半年，复查发现癌细胞颈部淋巴结转移。经大黄附子汤及薏苡附子败酱散等中药治疗后，疼痛明显缓解。病人体会，服大黄附子汤止痛效果最好。

还有一位老年男性病人，胃痛，呕吐不能进食，黑便，某医院诊断为胃溃疡癌变。该病人服大黄附子汤当天疼痛即缓解，二便通畅。

一位 56 岁的女性病人，肺癌侵犯胸膜，放疗效果不明显，后服用以大黄附子汤为主的中药 1 个多月，疼痛消失，全身情况好转，能从事简单的家务劳动。

无论病人是男女老少，也不论疾病是新疾初发还是旧病复发，更不论其疼痛性质是刺痛、钝痛、绞痛或隐痛，只要是痛证，皆可用大黄附子汤治之。可单独使用，也可合方使用。如胃脘胀痛或拒按者，加枳实、厚朴；肝胃虚寒者，可加吴茱萸、高良姜；恶性骨肿瘤，痛处漫肿无头，皮色不变者，可合方阳和汤；素体寒盛，疼痛剧烈，形寒肢冷者，合方通脉四逆汤则效果更佳。

部分病人服大黄附子汤后，大便稀溏，轻者可不必在意，继续服用至疼痛解除，即可停药。如疼痛反复发作，可连续服用。若大便泻下每日超过 3 次，或呈水样便，可加怀山药 30 g，干姜 15 g，以温阳健脾，缓解泻下之力。

一些中晚期癌症病人，已经被癌症折磨得筋疲力尽，拒绝任何治疗，仅以大黄附子汤煮水代茶饮，也可以缓解疼痛。诚如《黄帝内经》所言："效之信，若风之吹云，明乎若见苍天。"虽然有些病人其疾仍属不治之症，但在其服用本方期间，绝不至于痛不欲生。

三、三物备急丸是个治疗癌痛的好方

三物备急丸载于《金匮要略》，由大黄、干姜、巴豆霜各等份组成，为仲景名方，也是温下法的代表方剂。其制法是先捣大黄、干姜为末，再将巴豆炒炭存性，制霜，共兑一处，制为散剂，或用蜂蜜制丸。该方主治各种心腹胀满、卒痛如锥刺等危急重症，其中即包含了现代医学的多种癌痛及急腹症等。此方巴豆辛热峻下，破癥瘕结聚，消坚积，除留饮痰癖，开通闭塞；干姜味辛，温中散寒；大黄苦寒，破癥瘕积聚、留饮宿食，荡涤肠胃，推陈出新，通利水谷。三药合用，共奏攻逐寒积之功，对陈寒痼冷、宿食结聚停积胃肠，表现为心腹暴痛的各种病症，每次只要服用 0.5~1 g，即可获佳效。

蒲辅周先生曾推荐此方，谓其"攻逐冷积，治心腹卒痛，痛如锥刺，亦可用于治疗肠梗阻"。长期以来，许多人都误以为中医是"慢郎中"，只能治疗慢性病，致使中医治疗危急重症的方法濒临失传。据我临床体会，三物备急丸虽然只有三味药，但药力猛峻，对于各种癌痛，凡辨证属寒积里实证者，以三物备急丸治之，大多可见"一剂知，二剂已"的神奇疗效。现在很多医家连三物备急丸的名字都没有听说过，这实在是中医界的憾事。

癌症病人大多伴有不同程度的寒积表现。寒积证临床症见形寒肢冷，或脘腹胀痛、腹部压痛，大便干结或久泻久利，口不渴或渴喜热饮，舌质暗，苔白或黄，脉沉弦。治疗时可以以理中汤等温阳散寒之剂为基础方，辨证选用草豆蔻、草果、砂仁、高良姜、槟榔等，冲服三物备急丸；亦可单用三物备急丸。

寒积证的早期，如果治疗得当会很快取效，但临床亦常见经年累月迁延不愈的病人。这类癌症病人大多病程较长，疾病反复发作，病人既感痛苦，医师治疗也会感到棘手。

治疗癌痛伴慢性腹泻者，亦可用温下法，但必须判断准确，确认为寒积证无疑，方可使用三物备急丸。

1. 三物备急丸止肝癌痛

初识此方之效，是在我的大学时代。一个邻居被确诊为肝癌，腹痛剧烈，每天靠止痛药度日。当时我做了十多粒三物备急丸，便给病人使用，病人只吃了 1 次，当天下午 2 点多吃药，到下午 4~5 点的时候，病人腹中肠鸣阵阵，紧接着就排出许多大便，把上衣、裤子全都弄脏了。让人意外的是，当天晚上病人就不疼了。病人不知道自己身患癌症，竟以为病已痊愈，第二天就到田里干农活了。2个月后，病人再次犯病，仍是剧痛难忍，又使用了三物备急丸，虽然这次没有一服痛止，但是肝区疼痛也明显缓解，基本不用吃止痛药。

我还用三物备急丸治疗某肝癌病人，该病人为中年男性，肝癌腹腔多发转移，医院认为肝癌范围较大，已无法手术。

来诊时，病人面色青黑，形体消瘦，上腹部疼痛剧烈，食欲不振，小便可，大便秘结，3~5日一行。肝掌。舌质暗红，苔白厚腻，舌下络脉瘀，脉弦紧。证属寒积腹痛，治以温阳散寒，破瘀攻下。选用自拟方"化坚汤"加减冲服三物备急丸。

处方：黄药子15g，海藻15g，牡蛎15g，三棱10g，莪术10g，燀桃仁5g，菝葜30g，北柴胡15g，川楝子15g，青皮15g，槟榔15g，赤芍30g，蜈蚣1g（冲服），干蟾皮1张，制独角莲30g，砂仁5g，鸡内金10g，红参10g。7剂，水煎服。每日1剂，早晚分服。

三物备急丸，每次1g，每日1次，临睡前服。

病人服药后，大便日行5~6次，开始呈糊状，后为黏液状，腹痛骤减，食欲渐佳，大便潜血阴性。效不更方，前方加三七10g（冲服），15剂。三物备急丸用量减半，以大便呈糊状为宜。

病人再次复诊时，疼痛基本控制，进食后偶有隐痛，食欲转佳，大便日行1~2次。

2. 三物备急丸止卵巢癌痛

某卵巢癌病人，农民，55岁。病人因下腹疼痛被某医院诊为卵巢癌，医院建议进行化疗，家属拒绝，予以对症治疗后，病人腹痛减轻而出院。后下腹部疼痛逐渐加剧，伴恶心呕吐，再次急诊入院。X线检查结果示：肠管充气扩张，有少量液平。血常规检查显示：白细胞总数 30×10^9/L，中性粒细胞 92%。腹水常规检查显示：镜检大量中性粒细胞。急诊拟为卵巢癌并发急性腹膜炎。给予输液及抗生素治疗，病情有增无减，医院建议剖腹探查，家属拒绝，遂出院准备后事。但是病人不甘心，希望中医治疗。

时症见腹部胀痛拒按，口干喜热饮，小便短少，大便数日不通。面色青黑，身体蜷缩，体温38.5℃，舌质暗，苔灰厚腻，脉弦紧。

综合分析，病人神志清楚，语言清晰，或有治疗余地。拟诊为寒积腹痛。治宜攻下寒积，散寒止痛。处方理中汤加大黄、牵牛子，2剂。每日1剂，早晚分服。三物备急丸，每次3g，每日1次。病人服药3小时后，连泻数次，开始是干硬发黑的粪便，后来几乎都是黏液状物，腹胀腹痛大减，体温降至37℃以下。药后已能进食，腹部平软，轻微触痛。拟方三物备急丸，每次1g，每日1次，异功散7剂，顾护胃气。三诊时，病人精神渐佳，食欲好，无明显不适。

3. 三物备急丸止大肠癌术后腹痛

许叔微曾拟干姜丸，即三物备急丸加人参，治疗慢性寒实泄泻。我多次验此方于临床，颇有效验。凡癌痛病人，症见疼痛剧烈，或腹部压痛，形寒肢冷，大便稀溏，苔白，脉沉迟弦紧者，即仿许叔微意，以理中汤冲服三物备急丸，常随手奏效。

如我曾治疗一位老年男性病人，该病人乃大肠癌术后，肺部及肝部等处发现可疑结节。初诊时，病人腹痛腹泻，泻下不爽，纳差，消瘦，乏力，需人搀扶就诊，舌质淡，苔白腻，脉沉细。拟方理中汤合方薏苡附子败酱散加减。

处方：党参 15 g，苍术 15 g，干姜 15 g，薏苡仁 60 g，制附子 10 g，败酱草 20 g，炒神曲 20 g，菝葜 30 g，青龙衣 30 g。15 剂，水煎服。每日 1 剂，早晚分服。

三物备急丸，每日 1 次，每次 0.5 g，临睡前服。

病人服药后，大便通畅，日行 6 次，泻下秽物无数，腹痛大减，食欲渐佳。随症加减 1 个月后，病人腹痛已无，大便日行 1~2 次，每日可步行 15 km，身体无明显不适。

"通因通用"源自《黄帝内经》。三物备急丸治疗寒积里实证，即通因通用思想之体现。三物备急丸堪为千古名方。我临床时，常将三物备急丸制成散剂，嘱病人自行装入空心肠溶胶囊，每次服用 0.5~1 g，临睡前服药，以每日大便泻下 3~5 次为宜。部分病人除有短暂轻微腹痛外，无其他明显不良反应。如泻下过多，可饮用冷水数杯，则泻下即止。

四、理中汤止癌痛

理中汤出自张仲景的《伤寒杂病论》，由人参、干姜、炙甘草、白术组成，是太阴病的主方，主治脾胃虚寒、中阳不足导致的腹痛、腹泻等病症。

中医辨证疼痛，不外二种：不通则痛，不荣则痛。不荣则痛者，大多为隐痛，或痛不剧烈；不通则痛，大多疼痛剧烈，或疼痛拒按。

据我临床观察，癌症病人多为正气亏虚，寒从中生，凝滞血脉，结为癥瘕，属于"不通则痛"者居多。病人常表现为畏寒喜暖，疼痛剧烈，位置固定，或入夜尤甚。又，部分经过手术及放疗、化疗的病人，体质逐渐衰弱，伴有多种并发症，也常表现为不同程度的畏寒喜暖、肚腹疼痛、舌质紫暗或舌苔白腻、舌下络脉怒张等中阳不足、阳虚寒凝之象。对于此类病人，我多用温阳之法，以理中汤为基础方，根据病人表现，合方或随症加减治疗。

1. 理中汤止肺癌痛

某老年男性肺癌病人，胸部 CT 示左下肺占位，考虑肺癌，纵隔可见较多淋巴结；ECT 示左侧肋骨、腰椎代谢异常活跃，考虑骨转移；肺穿刺病理检查诊断为腺癌。行化疗 2 期，因剧烈恶心呕吐，被迫停止。

来诊时，病人左胸胁部疼痛，夜间为甚，畏寒，喜热饮，小便可，夜尿 5~6 次，大便 2~3 日一行，面色晦暗，声音嘶哑，舌质暗，苔白厚，舌下络脉紫暗，脉沉弦。考虑为寒瘀毒结，予以温阳散寒、攻下破瘀之法。拟方理中汤合方大黄附子汤加减。

处方：干姜 15 g，党参 15 g，苍术 15 g，制附子 20 g，大黄 15 g，牵牛子 10 g，辽细辛 10 g，清水全蝎 3 g，蜈蚣 1 g（冲服），炒僵蚕 10 g，龙葵 30 g，青龙衣 30 g，露蜂房 10 g（冲服），炙甘草 15 g。7 剂，水煎服。每日 1 剂，早晚分服。

病人服药后，大小便通畅，疼痛日渐减少，饮食日增，夜尿 2 次。续前方，将大黄、牵牛子用量减半，加砂炒干蟾 20 g、竹茹 15 g、代赭石 30 g，15 剂。着婆万病丸，每日 1 次，每次 0.5 g，保持大便呈糊状。

三诊时，病人诉疼痛骤减，诸症缓解。

2. 理中汤止幽门癌痛

病人陈某，为中年男性。因黑便、胃痛等就医，经某医院检查，诊为幽门癌，术后病理检查示：未分化腺癌，已浸润至肌层，区域淋巴结转移。

首诊，病人术后1个月，胃脘疼痛，食欲不振，气短懒言，虽为盛夏，仍穿棉衣，小便可，大便溏薄。面色苍白，形体消瘦，舌质淡，苔薄白，脉沉细无力。四诊合参，拟为气血虚弱，脾阳不振。拟方理中汤加减。

处方：党参20 g，苍术30 g，干姜20 g，三棱10 g，莪术10 g，海藻15 g，牡蛎15 g，黄药子15 g，鸡内金20 g，丹参20 g，薏苡仁60 g，焦三仙各10 g。15剂，水煎，每日1剂，早晚分服。

病人服药后，胃脘疼痛减半，二便调。病人仍畏寒肢冷，脉沉细。时届初冬，考虑脾阳不振，累及肾阳，故在原方基础上又加制附子、肉桂各10 g，盐菟丝子30 g。15剂。

三诊时，病人诸症缓解，食欲好，二便通畅。拟散剂常服，预防术后复发。给予岐黄散（三七、水蛭、露蜂房、砂炒干蟾、炒僵蚕、制马钱子、玄明粉、沉香、炮山甲和壁虎等组成），每次5 g，每日2次；耆婆万病丸，每次0.5 g，每日1次，临睡前服；斑蝥烧鸡蛋，每日1个，早晚分服。

3个月后，病人诉餐后胃脘部不适，恐术后复发，自行到原确诊医院复查，结果一切正常。嘱暂停服用散剂数日，续以前方，先服汤药15剂。再三叮嘱，少吃辛辣油腻食品，多吃新鲜的蔬菜水果和五谷杂粮。病人服用汤药后，食欲好，胃痛亦无，嘱其坚持治疗，巩固疗效。

3. 理中汤止乙状结肠癌术后腹痛

某病人，为老年男性，乙状结肠癌术后，行3期化疗，3个月后发现肿瘤复发，已累及小肠及膀胱、前列腺等处。时症见腹痛，伴小便刺痛，淋漓不尽，大便数日一行，食欲差，疲惫无力。舌质暗，苔白腻，中间黄燥，脉弦。辨证属寒凝积聚，阳明内实。拟方理中汤加减。

处方：党参30g，苍术20g，干姜15g，三棱10g，莪术10g，大黄20g，黄明胶10g（烊化），牵牛子10g，制独角莲30g，藤梨根20g，薏苡仁60g，土茯苓30g，蝉蜕10g，蜈蚣1g（冲服），大斑蝥3只，滑石15g。7剂，水煎服。每日1剂，早晚分服。

病人服药后，大便通畅，小便量较前增多，腹痛缓解，饮食渐佳，仍小便淋漓不尽，略有刺痛。续前方，减黄明胶，加露蜂房10g（冲服）。耆婆万病丸每次0.25g，每日1次，临睡前服。

经半年调治，无明显不适。原确诊医院复查结果示小肠及膀胱病灶消失，前列腺病灶同前，肝脏可见多发结节，性质待定。

4. 理中汤止肝癌晚期疼痛

头痛医头，脚痛医脚，是中医之大忌。临证处方，当以人为本，立足整体，兼顾局部。万病皆然，不独治疗癌痛。

我和哈尔滨市中医医院孙奇教授曾联合治疗过一个肝癌晚期老年男性病人，该病人病灶最大直径达130mm，谷草转氨酶67.7U/L、γ-谷氨酰转肽酶137.5U/L、甲胎蛋白72ng/ml，有医生断言其最多可存活2个月，建议其回家静养。

诊见肝区疼痛，面色萎黄，形体消瘦，食欲不振，大便日行3~5次，如进食寒凉则呈稀水样便。舌质暗红，苔白腻，脉象沉弦。

起初我们还是走老路子，采用疏肝理气散结之法，但效果不佳，病人腹泻日甚，胁痛如故。后仔细分析，病人肝区疼痛，大便日行3~5次，易腹泻，或为阳虚寒凝，拟用温阳散寒化瘀攻毒之法。拟方理中汤加减。

处方：干姜10g，党参20g，白术30g，豆蔻10g，三棱10g，莪术 10 g，郁金 20 g，皂角刺 15 g，薏苡仁 30 g，海藻 20 g，牡蛎 20 g，五味子 10 g，菟丝子 30 g，酒大黄 10 g，醋鳖甲 20 g，土鳖虫 5 g（冲服）。15 剂，水煎服。每日 1 剂，早晚分服。

岐黄散，每次 5 g，每日 2 次。

服理中汤后，病人诸症缓解，疼痛消失，食欲转佳，大便日行 1 次。续前方 15 剂，去土鳖虫，加鸡内金 20 g、薏苡仁 60 g。

治疗 6 个月后，病人回原确诊医院复查，肝大明显缩小，肿瘤病灶略有增大，γ-谷氨酰转肽酶 82.6 U/L、甲胎蛋白 260 ng/ml，不适症状消失。后继续以前方治疗，加服耆婆万病丸每次 0.5 g，每日 1 次，临睡前服。病人现已服药 2 年余，生活自理，无明显不适。

《素问》说："阳化气，阴成形。"阳气不足、正气虚损是癌症发病的重要病理环节，温阳散寒是治疗癌痛的重要方法。只要"有是证，用是方"，根据表现症状的不同，采用益气温阳、温阳活血、温阳通络、温阳利水及温阳攻下等法，灵活处方，随症施药，就能取得较好疗效。

五、瓜蒌薤白半夏汤止癌痛

有时候，我会忍不住联想，假如将人体比作城市的话，那么经络血脉就是道路，气血就是行驶在路上的汽车。就像道路不畅通汽车就会拥堵一样，经络不通畅气血运行就会受阻。如果几条重要道路同时堵塞，那么整个城市就有可能陷入交通瘫痪状态。同理，如果人体之中经络不通的话，气血就会停滞，就可能产生癌症。就像疏导车辆以使道路通畅一样，治疗癌痛就需要祛除痰瘀和通腑泻浊。

据我观察，癌症病人的舌象大部分舌质紫暗，或有瘀斑、瘀点，舌下络脉怒张，像两条迂曲的蚯蚓。对于这类病人，就适合使用瓜蒌薤白半夏汤。

1. 瓜蒌薤白半夏汤止肺癌痛

以肺癌为例，病人经常表现为胸背部刺痛，面部青黑，舌质紫暗，舌下络脉怒张。"痛则不通"，中医治疗就是让留滞的气血运行起来。胸背部刺痛，可以按胸痹论治，我一般就会想到瓜蒌薤白半夏汤。面色青黑、舌质紫暗、舌下络脉怒张是典型的瘀血征，故我们在遣方用药时，还要配合使用活血化瘀的三七、水蛭、石见穿等，或合方虎七散（壁虎、三七），采用活血散结止痛的思路来治疗。许多病人复诊2~3次，疼痛就会缓解，面色也会逐渐变得红润。

如某肺癌病人，男性，75岁，因胸痛到医院检查，被当地医院诊为肺癌晚期，家属不甘心，又带其转至某大学附属肿瘤医院就诊，病人再次被诊断为中央型肺癌晚期，医生说手术已经没有意义了，也没有必要化疗，断言病人存活时间不会超过2个月。

病人本人也不愿意化疗，只想吃些中药，不太痛苦就行了。来我处就诊时，病人咳嗽痰多，入夜尤甚，胸闷胸痛，舌下络脉怒张。《金匮要略》说"咳逆倚息不得卧，小青龙汤主之"，而胸闷胸痛是瓜蒌薤白半夏汤证，舌下络脉怒张是血瘀征象，于是，我给他开的方子就是小青龙汤合方瓜蒌薤白半夏汤加活血散结之品。

处方分为三部分：①以小青龙汤为基础方，炙甘草、干姜、辽细辛、北五味子、肉桂、陈麻黄、赤芍各15 g；②胸闷胸痛，方以瓜蒌薤白半夏汤，法半夏、全瓜蒌各30 g，薤白20 g；③舌下络脉怒张，加三七、水蛭各5 g，研末吞服，取其活血化瘀、抗癌止痛的作用。

2个月后，病人不但没有病故，还可以参加单位组织的活动。复查结果直叫人咋舌，肺部肿块影像由 90 mm×57 mm 缩小到 41 mm×59 mm。老人家吃了 2 年多中药，期间共服用岐黄散超过 2 kg，二十五味备急丹超过 500 g。定期复查，肺癌标记物基本正常，治疗期间没有发生过明显的疼痛，生活可以自理，还能下厨做饭。三年后，病人因突发心脏病去世。

还有一个只吃了 15 剂中药的病人，男性，60 余岁，住在陕西某寺院附近。病人为肺癌晚期，已经失去了手术机会，化疗几次也没有明显效果，家属也就放弃了。病人每天躺在炕上，强忍着剧痛。

按当地风俗，老人病重的时候，要在窗前摆上一口棺材，举家上下等着病人咽气。寺院的法师是我的好朋友，曾多次见证中医的神奇，所以竭力推荐他吃几剂中药。由于没有见到病人本人，只知道病人患的是肺癌，症状有咳嗽痰多，胸背疼痛，吃不下饭，因而我当时以小青龙汤合方瓜蒌薤白半夏汤为主拟了方子，快递寄了 15 剂中药。

病人收到药的第二天，寺院的法师去探望病人，一进门就吓了一大跳，炕上怎么没人了？难道这么快就死了？仔细询问才知，原来病人才吃了 2 剂药，就已经不痛了，也能吃饭了，因为闲不住就跑到田里种菜去了。

2. 小青龙汤合方茯苓四逆汤和瓜蒌薤白半夏汤止心脏恶性肿瘤伴脊柱和肋骨多发转移疼痛

某心脏恶性肿瘤伴脊柱和肋骨多发转移的病人，做完姑息性手术后，每天要注射几次吗啡止痛。医生表示病人最多只有两个月的寿命。病人的表亲是美籍华人，表亲信任中医，告诉她千万不要去化疗，一定要吃中药。

我当时给她开的方子，就是小青龙汤合方茯苓四逆汤和瓜蒌薤白半夏汤加减。

咳嗽痰多，胸腔积液、心包积液，不能平卧，故选用小青龙汤；心脏肿瘤巨大，做了姑息性手术后，原本不堪重负的心脏再次受损，心阳大伤，反复发作顽固性心力衰竭，故选用茯苓四逆汤；病人胸闷胸痛，入夜尤甚，正是瓜蒌薤白半夏汤证；心主血脉，心阳不足则痰瘀互结，发为肿瘤，故辨病选用三七、水蛭、干蟾皮、蜈蚣、蝉蜕等活血通络之品。

组方分为四部分。①小青龙汤，炙甘草、干姜各30 g，辽细辛、法半夏、北五味子、肉桂、陈麻黄、赤芍各15 g。②茯苓四逆汤，茯苓30 g，高丽参15 g，因附子和半夏有相反之嫌，故去附子，将肉桂和干姜各用到30 g。实际上不去附子也没有问题，我在临床经常使用相反相畏的药对，迄今未见明显毒性反应；日本医家亦早有研究，认为十八反、十九畏属以讹传讹。③瓜蒌薤白半夏汤，全瓜蒌30 g，薤白20 g。④辨病选用三七、水蛭各5 g（吞服），砂炒干蟾20 g，竹茹15 g，代赭石30 g。又，病人胸背部疼痛剧烈，已连续多日注射吗啡，需要加强散结止痛的药力，故选用青龙衣，用量从60 g开始，每日加量30 g，该病人最大单日剂量用到了120 g，嘱其每日1剂，煮取500 ml药汁，代茶饮。

每次调方，大致都遵循这个思路，期间也做了几次截根治疗。病人自服药当天始，至几个月后因顽固性心力衰竭去世时止，都没有发生过明显的疼痛，也没有打过止痛针。

有些通过疏通经络治疗癌痛的方法其实很简单。瓜蒌薤白半夏汤就是我常用的一个方法，用好瓜蒌薤白半夏汤，许多胸部恶性肿瘤病人甚至全程都不需要用止痛药。疼痛剧烈者，还可以参考"癌痛十三方"之"金蟾合剂"治疗，该方对治疗肺癌和纵隔恶性肿瘤疼痛也有较好的效果。

六、通脉四逆汤止癌痛

仲景之书，集理法方药于一体，所载方剂亦多效验，诚如《四库全书总目提要》所说："自宋以来，医家奉为典型，与《素问》《难经》并重，得其一知半解，皆可起死回生。"

通脉四逆汤，由附子、干姜、炙甘草组成，是少阴救逆之主方。附子为温阳补火第一要药，通脉四逆汤中附子为生附子，现生附子难备，故临床多以制附子代之。然因方中附子为大辛大热之品，许多医家视四逆辈为虎狼之剂，敬而远之。哀哉！千古名方，竟被束之高阁。

我治疗癌痛，多采用渐进式选方之法。凡虚寒之证轻浅者，用小建中汤；寒凝中焦者，用理中汤；旧病复发，或陈寒痼冷、心力衰竭者，用通脉四逆汤。

小建中汤的适应证是阳虚里不足，虚寒轻浅。理中汤与四逆汤的区别在于，理中汤偏于中阳不足，寒湿内生，而四逆汤以胸阳不振或四肢厥冷、脉微细欲绝等为主治证。二者有程度上的区别：理中汤证病情较轻，四逆汤证病情较重。

1. 通脉四逆汤止肺癌晚期胸痛

某老年男性病人，肺癌晚期，纵隔淋巴结多发转移，既往有冠心病、慢性心力衰竭病史。症见胸闷胸痛，咳嗽气促，痰多色白，四肢冰冷，喜热饮，精神萎靡，二便尚可。舌质暗红，苔白厚，脉沉细。前医用《千金》苇茎汤加减，咳嗽缓解，但疼痛反复。

脉沉细，精神萎靡，昏昏欲睡，正是少阴病之提纲症——"少阴之为病，脉微细，但欲寐也"。四肢冰冷，是四逆之证，当用温阳散寒之品，佐以化痰降逆之药。拟方通脉四逆汤加减：制附子 20 g，炙甘草 20 g，炮姜 30 g，赤芍 30 g，姜半夏 30 g，辽细辛 15 g，沉香 5 g。3 剂，水煎服。每日 1 剂，早晚分服。病人服药后，咯出大量白色黏液状痰，胸闷胸痛等症改善。

又，某 50 余岁的男性病人，肺癌纵隔转移，于广州某医院化疗，从第二个疗程开始，因恶心、剧烈呕吐等而放弃治疗。

病人来我处就诊时，胸部刺痛，食欲不振，每日进食少量粥水，形销骨立，精神萎靡，四末欠温，小便少，大便 2~3 日一行。触诊腹部柔软。舌质暗，苔白，舌下络脉瘀，脉沉细。拟用通脉四逆汤加减。

处方：制附子 20 g，炮姜 30 g，赤芍 30 g，红参 15 g，炒僵蚕 10 g，蝉蜕 10 g，藤梨根 15 g，露蜂房 10 g（冲服），砂仁 10 g，豆蔻 10 g，炙甘草 20 g，生姜 20 g。15 剂，水煎服，每日 1 剂，小口频服。

半个月后，病人诸症好转。胸痛减半，食欲渐佳，每餐可吃一碗米粉。家属希望继续化疗，我处以小柴胡汤加豆蔻 10 g、砂仁 5 g，免煎颗粒 7 剂。嘱其每日 1 剂，早晚分服，或可预防化疗副作用。

病人化疗期间服中药，没有发生恶心呕吐。不少同样做化疗的人都像他以前一样剧烈呕吐，而他却可以正常用餐。

复诊时，病人对我说："你可以申请专利了。化疗期间，我吃了你开的药就不吐了，给隔壁病床的人吃，他吃了药以后也不吐了，真是神了。"

其实，许多人都使用过小柴胡汤，只是他们并不知道那是张仲景的名方。

癌症已是常见病、多发病，然而对于癌痛的治疗，临床又颇有争议。现在不少医家都认为癌症是热毒症，癌细胞就等同于热毒，故用药离不开白花蛇舌草、半枝莲、紫花地丁等清热解毒之品，但疗效并不尽如人意。如果以方证对应为指导，我们就会发现，大多数癌症病人的表现，都可归属为阳虚寒凝证候。如本例病人，舌质暗，苔白，脉沉细，显系阴证。临床诊病，切不可固执己见，一味地使用寒凉药物，当以温阳散寒、顾护胃气为正治之法。

2. 通脉四逆汤止肺小细胞癌术后化疗痛

某老年女性病人，清远市人，肺小细胞癌术后行化疗20余次。症见恶心，食欲不振，胸闷胸痛，心悸，难以入睡，咳嗽，痰少而黏，痰白，畏寒，乏力，大便秘结，数日一行。舌紫暗，苔白腻，脉弦细。拟为胸阳亏损，痰瘀互结。治以温阳化痰、破瘀攻下为主。选方通脉四逆汤合方瓜蒌薤白半夏汤加减。

处方：红参15 g，茯苓30 g，白芍30 g，全瓜蒌30 g，薤白30 g，姜半夏30 g，制附子30 g，炮姜30 g，熟地黄20 g，盐菟丝子30 g，大斑蝥2只，滑石15 g，大黄10 g，牵牛子10 g，生姜20 g。7剂，水煎服，每日1剂，早晚分服。

药后病人胸痛大减，恶心呕吐消失，乏力缓解，大便日行3次。守方调理，减制附子、大黄，加肉桂20 g、干蟾皮2张、竹茹15 g、代赭石30 g。二十五味备急丹每次4 g，每日1次，临睡前服。病人前后共服用中药300余剂，无明显不适。

随后3年未曾复诊，本以为病人已经不在了，后来病人女儿推荐同事过来看病，才知道病人健在，生活自理，身体无明显不适，定期复查，未见复发。

3. 通脉四逆汤止胃癌痛

一位老年男性胃癌病人，术后 2 个月突然呕吐鲜血，血压降至 80/55 mmHg，再次住院治疗。住院期间，先后使用多巴胺、去甲肾上腺素及输血等治疗，花费颇多。最后医院建议再次输血时，病人因家庭经济拮据，实在无力支付医药费用而被迫出院，寻求中医治疗。

刻诊：面色苍白，手足冰冷，自汗淋漓，胃脘及胸部隐痛，恶心，食欲不振，口干不欲饮，少气懒言，小便可，大便少而黏腻。血红蛋白 57 g/L，血压 86/60 mmHg。舌质淡，苔白，边有齿痕，舌下络脉稍瘀，脉沉微细。

身为医生，当以救死扶伤为己任，然如此危急重症，存亡只在一念之间，颇为棘手。我再三思索后，告知病人家属，恐怕已回天乏术，要做好最坏的准备。但家属还是希望用中药做最后一搏，无论结果如何都认命了。拟为血脱亡阳，予以回阳救逆之法。方用通脉四逆汤加减。

处方：制附子 30 g，干姜 30 g，赤芍 30 g，炙甘草 20 g，红参 30 g。1 剂。大火急煎 30 分钟，小口频服。

结果病人服药 1 剂，胸痛即消失，次日就可以起身吃饭，除乏力外无明显不适，且面色红润，手足转暖，汗已止，危象解除，测血压 95/60 mmHg。效不更方，前方加紫河车粉每日 10 g，早晚吞服。服药月余，病人体力明显好转，食欲转佳，无明显不适。

本例病人之病机为胃癌术后气血大伤，再加上大出血导致营血亏损，心阳不足，故其痛隐隐，乃不荣则痛。如果是纵隔肿瘤压迫心脏，心衰尤为顽固，则难以短期取效。

又，某青年男性病人，鼻咽癌术后左鼻腔流血 2 个月。曾于家中自行服用中药，未见显效，再次入院治疗。鼻咽镜示左鼻腔可见粉红色肿物，拟诊为转移瘤；CT示纵隔淋巴结肿大，医院认为生存期为2~3个月，家属要求手术及放疗、化疗，医生建议使用靶向药。病人无力承担巨额费用，辗转求治于中医。

来诊时，病人面部疼痛拒按，偶尔流鼻血，鼻塞，全身自汗，盗汗，畏风，疼痛剧烈难以入睡，食欲不振，消瘦乏力，小便可，夜尿1次，大便2日一行。面色苍白，四末欠温。舌质暗，苔白，舌下稍瘀，脉弦。拟为术后元气虚损，中阳不足，处方通脉四逆汤加减。

处方：北黄芪30 g，制附子20 g，炮姜30 g，赤芍30 g，炙甘草20 g，红参15 g，露蜂房10 g（冲服），白芷15 g，苍耳子7 g，辛夷15 g，清水全蝎3 g，蜈蚣1 g（冲服），炒僵蚕10 g，蝉蜕10 g。15剂，水煎服。每日1剂，早晚分服。

复诊，病人鼻腔流血、面部疼痛缓解1/3，食欲渐佳，体力日增。仍汗出，怕风。效不更方，加大斑蝥2只、滑石15 g。30剂。耆婆万病丸，每次0.5 g，每日1次，临睡前服。嘱忌食辛辣油腻之品。

服药后，家属告知，病人已无鼻腔流血，面部疼痛缓解2/3，偶有轻微疼痛，精神好转，食欲佳，生活质量明显改善，已联系其他医院，准备放疗。

4.通脉四逆汤止巨块型肝癌痛

某中年男性病人，东莞人，B超检查提示肝脏占位性病变，被确诊为巨块型肝癌，病灶已侵及肝门区。口服化疗药及中药，病势稍缓解。复查发现肺部肿块及结节，行进一步化疗，效果不显，转诊中医治疗。

来诊时，病人体质虚弱，胸背及右胁部疼痛，咳嗽夜甚，痰中带血，血色鲜红，恶心，纳差，畏寒肢冷，二便可。舌质暗红，苔白厚腻，脉弦而有力。

拟通脉四逆汤合方大黄附子汤加减。

处方：黄药子15g，续断15g，牡蛎20g，砂仁10g，大黄10g，炮姜20g，制附子20g，辽细辛10g，白芍30g，全瓜蒌30g，薤白30g，三七10g，黄明胶15g（烊化），蜜百部20g，制独角莲30g，小斑蝥7只，滑石15g，炙甘草15g。15剂。每日1剂，水煎2次，分3次服。

病人用药后诸症缓解，疼痛减轻。效不更方，加服耆婆万病丸，每次0.5g，每日1次，临睡前服。服药3个月，无明显不适，医院复查，肝脏病灶大小同前，双肺结节大部分消失。服药1年，肝脏病灶略有缩小，肺部结节仅1个可见。

5. 通脉四逆汤止结肠腺癌痛

某中年男性病人，因剧烈腹痛，到医院就诊，检查发现上腹部肿物伴肠梗阻，予以手术治疗。术中见横结肠与胃之间有较大肿物，质地坚硬，小肠、横结肠及腹膜等处泛发结节，仅做部分较大肿块切除。病理检查报告为"结肠腺癌"。

来诊时，病人面色苍白，重度贫血。腹部疼痛，触诊腹部压痛，胃口一般，畏寒，四末欠温，小便可，大便调。舌暗，苔腐腻，舌下络脉瘀，脉沉弦。处方通脉四逆汤合方青龙合剂加减。

处方：干姜20g，制附子20g，红参15g，青龙衣30g，赤芍30g，藤梨根20g，三棱10g，莪术10g，天葵子10g，牵牛子10g，牡蛎20g，制独角莲30g，干蟾皮2张，竹茹15g，代赭石30g，木香20g，炙甘草15g。15剂，水煎服。每日1剂，早晚分服。

斑蝥烧鸡蛋，每日1个，早晚分服。

服药后，病人排出的大便中含有较多果冻状物，疼痛逐渐缓解。服药3个月后，无明显不适。

本例病人，正气衰弱，邪气蔓延。正气之虚，非一日能补全；邪气炽盛，急当攻下。但癌症晚期，攻毒必伤正气。因此，在攻毒的同时，用四逆加人参汤固本。舌苔腐腻，故以大剂量木香芳香化腐，宣通胃气。正邪兼顾、攻补结合，"有故无殒，亦无殒也"。病人诸症缓解，说明邪去而正自安。

七、半夏泻心汤止癌痛

半夏泻心汤出自《伤寒杂病论》，由半夏、黄芩、干姜、人参、炙甘草、黄连、大枣组成。我常用半夏泻心汤治疗胃癌疼痛。该方的应用指征为胃脘痞硬、疼痛，又无明确寒热表现。与小柴胡汤相比，小柴胡汤证的胸胁症状更为突出，如胸闷胸痛、胁部不适；半夏泻心汤证则以胃肠道症状为主。半夏泻心汤与香砂养胃丸也有所不同。香砂养胃丸多用于面色萎黄，食欲不振，消化不良者；半夏泻心汤多用于胃脘不适，或伴有疼痛者。

另外，半夏泻心汤中炙甘草若用至20 g，即为甘草泻心汤，可以治疗癌症化疗后腹痛腹泻；生姜泻心汤，为半夏泻心汤减干姜至5 g，加生姜20 g，可以纠正放疗及化疗后恶心呕吐伴胃脘部不适等症状。

1. 半夏泻心汤止胃癌痛

胃癌发病以中老年居多，且男性多于女性。脾胃虽同居中州，秉承土性，但其功能不同。胃主受纳而降浊，脾主运化而升清；胃喜湿恶燥，脾喜燥恶湿。二者纳运相合、燥湿相济、升降相因，则中州之土安矣。脾胃升降失宜，是胃癌的重要病机。

某老年男性病人，哈尔滨人，患有胃癌。病人因胃脘部不适，进食困难，噎呛，在某大学附属肿瘤医院就诊，被诊为胃癌，食管转移，肺部多处可疑结节。因食管肿物较大，胃镜已经无法通过，未进行任何治疗。就诊时症见胃脘隐痛，纳差，进食困难，饮水及食粥噎呛难下，胸骨后疼痛，疲惫，少气懒言，意志消沉，小便可，大便日 2~3 次。舌质淡红，苔薄白，脉沉弦。

病人集胃癌、食管癌二病于一身，故采用半夏泻心汤合方钩藤煎加减，同时服用二十五味备急丹。

处方：姜半夏 30 g，黄药子 30 g，黄芩 15 g，干姜 5 g，党参 15 g，黄连 5 g，续断 15 g，蜈蚣 1 g，大斑蝥 3 只，滑石 15 g，牡蛎 20 g，砂仁 5 g，枇杷叶 15 g，钩藤 15 g，远志 10 g，熟地黄 20 g，红枣（去核）3 枚，炙甘草 10 g。15 剂，水煎服，每日 1 剂，早晚分服。

二十五味备急丹，每日 10 g，每日 2 次，早晚分服。

家属诉，服用上药 1 周后，病人胃脘疼痛消失，可进食面条，吃干饭 1 次，未发生噎呛。服药半个月后，病人能吃饺子和血肠。停服汤剂，继续服用二十五味备急丹。2 个月后，病人食量明显增加，每餐可以吃十几个黏豆包，精神可，体力恢复。随访两年，健在。

又如某 60 余岁的男性病人，既往有慢性胃炎 20 余年，半年前被诊断为胃黏液腺癌。家属拒绝手术，带其辗转求医，未能控制病情。

刻诊：胃脘疼痛，食后胃痛加重，恶心，呕吐，纳差，倦怠乏力，口苦，口中黏腻，肢体沉重，小便可，夜尿 3~5 次，大便稀。舌质暗红有瘀斑，苔黄厚腻，脉沉细。拟用半夏泻心汤合方化瘤汤加减。

处方：制南星 30 g，姜半夏 30 g，北黄芪 30 g，黄芩 15 g，干姜 5 g，党参 15 g，黄连 5 g，黄药子 20 g，续断 15 g，三棱 10 g，莪术

10 g，大斑蝥 2 只，滑石 15 g，牡蛎 20 g，露蜂房 10 g（冲服），炙甘草 15 g，红枣（去核）3 枚。15 剂，水煎服。每日 1 剂，早晚分服。

复诊，胃痛减轻，呕吐缓解，夜尿 2 次，大便成形。续以前方 30 剂，诸症缓解。此后，病人每月定期取药服用，以巩固疗效。随访半年，病情稳定，无明显不适。

还有一位老年男性病人，广西人，前后患有两种癌症，经历了 3 次手术。2 年前行结肠癌手术，术后半年，因肠粘连又做了第 2 次手术。1 年前又查出胃窦癌，胃部分切除。第 3 次手术后，病人元气大伤，在化疗期间，剧烈呕吐，头痛欲裂，血红蛋白下降，精神萎靡不振，昏昏欲睡，但又睡不着，四肢无力。无奈被迫中断治疗，他发誓"宁死都不再化疗了"。

刻下症见胃脘隐痛，胸闷，小腹不适，恶心，欲吐，口苦，难以入睡，大便秘结，2~3 日一行。舌质红，苔薄黄，脉弦。拟以半夏泻心汤合方益胃汤加减。

处方：姜半夏 30 g，黄芩 15 g，干姜 15 g，太子参 30 g，黄连 5 g，沙参 15 g，麦冬 15 g，生地黄 15 g，鸡内金 20 g，丹参 30 g，砂仁 10 g，燀桃仁 5 g，黄药子 15 g，炙甘草 15 g，红枣（去核）3 枚。15 剂，水煎服。每日 1 剂，早晚分服。

服药后，诸症缓解，疼痛消失，半年期间，来诊十余次，均以半夏泻心汤为主方，随症加减。加服斑蝥烧鸡蛋，每日 1 个。1 年后，病人回原确诊医院复查，结果可人，肿瘤未见复发和转移，肿瘤标记物阴性。建议停药观察。

3 年后，病人再次胃痛，检查显示为胃癌复发。我采取半夏泻心汤合方化瘤汤的思路为之治疗，同时嘱其服用耆婆万病丸。治疗期间病人身体逐渐改善，无明显不适。定期复查，病灶稳定。

病人全职养病，闲来无事就看小说，看到《三国演义》火烧赤壁一章，情绪异常激动，一想到癌瘤还在体内，"带瘤生存"无异于曹操挟天子以令诸侯，就要求化疗。病人家属劝他说，吃中药效果很好，先不要急着化疗。但病人坚持认为，只要还有一个癌细胞在，就是隐患，无论如何都要"斩草除根"。

然而，病人停服中药后，还不到3个月时间，病情就急转直下。再次复诊时，他身体消瘦，面色无华，需人搀扶就诊。自诉胃胀胃痛2个月，头痛，恶心，大便已9日未行，肛门疼痛，痔疮发作，脱肛，在医院进行对症治疗，效果不明显。医生建议先做痔疮手术以缓解痛苦，病人拒绝，遂再次来诊。

刻下症见胃脘胀痛，腹胀，头痛，口苦，呃逆，心悸，肛门疼痛。CT示腹腔多个肿大淋巴结。舌质暗红，苔灰厚腻，脉弦数。处方半夏泻心汤合方大黄附子汤加减。

处方：姜半夏30 g，黄药子20 g，黄芩15 g，干姜15 g，党参20 g，黄连5 g，大黄15 g，制附子20 g，辽细辛10 g，鸡内金20 g，砂仁10 g，刺猬皮15 g，红枣（去核）3枚，炙甘草15 g。水煎取2碗，早晚分服。

病人服药后，疼痛等不适逐渐缓解，2个月后，继续行化疗。如此这般，这位病人又多次游走于吃中药和化疗之间，身心疲惫不堪，病情反反复复。从首诊处方可以看出，当时仅用十多味药，便能控制癌症在3年内不复发，可见经方确有疗效；同时，病人配合，按时服药，也是用药事半功倍的重要因素。

中医治疗胃癌有独到优势，一般可迅速缓解不适症状，促进食欲，增强病人体质。中西医结合治疗时，又可以取长补短，有效消除放疗及化疗的不良反应，起到减毒增效的目的。

2. 半夏泻心汤止腺癌痛

曾有一位病人，中年男性，素有胃病史，因疼痛加剧，恶心呕吐，当地医院拟诊为胃溃疡，后被某医院诊为胃癌，行胃大部切除，病理检查结果为腺癌。为控制病情，曾化疗过一段时间，但效果不理想。

病人来诊时，消瘦，体重已不足 50 kg，精神萎靡，面色苍白，中度贫血，恶心，胃脘灼热疼痛，不敢进食，二便短少。触诊左腋下淋巴结肿大。舌暗，苔白厚腻，脉沉细无力。证属寒热错杂，拟半夏泻心汤加减。

处方：姜半夏 30 g，黄芩 10 g，干姜 10 g，党参 15 g，黄连 10 g，豆蔻 10 g，砂仁 5 g，蒲公英 60 g，三棱 10 g，莪术 10 g，槟榔 10 g，牵牛子 10 g，红枣（去核）3 枚，炙甘草 15 g。15 剂，水煎服。每日 1 剂，早晚分服。

病人服药后胃脘舒服，诸症好转，每餐可进食半碗米饭。效不更方，酌加鸡内金 20 g、丹参 20 g、焦三仙各 10 g。加服二十五味备急丹，每次 5 g，每日 1 次，临睡前服。

服药期间，病人排出的大便中含有较多黏冻状物。病人说，虽然每天大便次数多，但身体逐渐有力，脸色红润。服药 3 个月后，病人体重增加至 70 kg。病人前后治疗 1 年余，服用中药 300 余剂，食欲佳，无明显不适。

3. 半夏泻心汤止淋巴肉瘤腹痛

某老年女性病人，十二指肠淋巴肉瘤，并发肠梗阻，化疗效果不明显。检查发现十二指肠末端肿物，小肠系膜根部多个肿大淋巴结，肝门区肿物，肿瘤已在腹腔广泛转移，无法手术切除。病理检查报告为淋巴肉瘤。

来诊时，病人形销骨立，少气懒言，腹胀腹痛，纳差，大便2~3天一行。舌质暗，苔薄黄，苔腐腻，脉沉细。拟半夏泻心汤加青龙衣、三棱、莪术、藤梨根、干蟾皮、九香虫、牵牛子等。另处以斑蝥烧鸡蛋，每日1个，早晚分服。

服药后，病人大便日行数次，腹痛腹胀缓解，食欲渐佳。历时2个月，各种不适基本消失。

八、薏苡附子败酱散止癌痛

大黄牡丹汤和薏苡附子败酱散，都是《金匮要略》治疗肠痈的名方。古时所谓肠痈，其实包含了现代医学的结直肠癌、急慢性阑尾炎等疾病。现在医家常用薏苡附子败酱散治疗慢性阑尾炎，效果很好，而大黄牡丹汤则是急性阑尾炎的首选方剂之一。我常用这两张方子治疗肠癌腹痛，亦每每获效。

薏苡附子败酱散，用薏苡仁十分，十分大致相当于现代剂量40 g，我的临床体会是，薏苡仁要用到60~120 g才有显著效果。附子二分是8 g，败酱草五分是20 g。古法作煮散，现代改为汤剂，服用更加方便。此方重用薏苡仁抗癌止痛、消肿排脓、厚肠胃，败酱草破瘀排脓，附子温阳散瘀止痛、鼓舞气血生成。三药合用，可以辅助治疗多种癌症，具有显著的抗癌止痛作用。对于阑尾脓肿、肠道脓肿、肠道息肉，以及脓疱型的痤疮，这个方子也都有用武之地。

各种恶性肿瘤，无论其寒热证候，也不管其发病于何处，都有机会用到薏苡附子败酱散。不少癌症病人术后常年服用本方，大部分病人反映，服药后体重增加，疼痛等不适症状逐渐消失。个人体会，本方对肺癌、宫颈癌、胃肠道恶性肿瘤及多发性肠息肉效果最好。对癌症病人其痛隐隐者，效果尤佳。

1. 薏苡附子败酱散止肠癌痛

我的一位医生朋友，是肠癌病人，术后每天服用薏苡附子败酱散，至今已十年有余，未见复发。后来他自己在临床中用此方治疗肠癌病人，发现也可以有效消除病人腹痛等不适症状。他的一个朋友家徒四壁，嗜酒如命，四十多岁了，被查出早期结肠癌，每日腹部钝痛，做手术要花一大笔钱，他没有钱看病，就靠这个方子，也维持了好多年。

一位直肠癌晚期的老年男性病人，手术切除了肛门及部分病灶，但转移瘤已经侵犯结肠，并有肺部转移，医院建议化学治疗。治疗20余天，因无明显疗效，病人主动出院，但腹痛难忍，无奈而求中医一试。

时病人面色苍白，形销骨立，需人搀扶就诊，腹痛拒按，不欲饮食，一日二餐，总量还不到1碗饭，口苦，恶心，畏寒，喜热饮，小便短而频数，大便稀溏。舌淡，苔白腻，脉沉细无力。拟用理中汤合方薏苡附子败酱散加减。

处方：党参20 g，苍术20 g，干姜20 g，附子10 g，三棱10 g，莪术10 g，薏苡仁60 g，青龙衣30 g，败酱草20 g，鸡内金20 g，炒神曲20 g，炙甘草20 g。15剂，水煎服。每日1剂，早晚分服。

二十五味备急丹，每日5 g，临睡前服。

病人服药后，腹痛消失，口苦已无，食欲见好，行走稍有力，自觉全身舒适，舌质暗，苔白，脉细。前方有效，继服30剂。

三诊，诸症好转，病人可到公园散步，因厌恶服药，曾自行停药几日，看身体有何变化，自觉病情稳定。前方加大豆黄卷20 g、大斑蝥 3 只、滑石 15 g，让病人继续服用。

此例病人之疾已被现代医学判为不治之症，病人寻中医治疗亦只求延期而已。加鸡内金、炒神曲，是取其消食健胃、去积之功。病人形销骨立，乃因肿瘤鸠占鹊巢，故行九补一攻之法，待元气渐复，复加攻毒之药，以乘胜追击。

我曾治疗此类恶疾多例，有延长生命的，也有病势雷打不动的，总之疗效不稳定。总结经验，无外乎病人不遵医嘱，急于求成，加之医生水平有限，不能决胜千里。该病人共服药 90 余剂，因家庭经济困难停药，随访半年，无明显不适。

又如某 50 余岁的男性病人，便血反复发作，血色鲜红，某大学附属医院诊为乙状结肠癌，病理检查示中分化癌。

病人来诊时畏热，乏力，腹痛隐隐，大便黏腻，日行 3~4 次。半年内体重下降 10 kg，面色苍白。舌质暗，苔薄微黄，舌下络脉瘀，脉沉细无力。拟为厥阴病乌梅丸证，处方乌梅丸合方薏苡附子败酱散加减。

处方：乌梅 20 g，细辛 6 g，干姜 10 g，黄连 6 g，当归 10 g，制附子 10 g，花椒 10 g，肉桂 10 g，党参 10 g，黄柏 10 g，败酱草 20 g，炒薏仁 60 g，干蟾皮 1 张。15 剂，水煎服。每日 1 剂，早晚分服。

服药后，病人腹痛缓解，大便日行 2 次。遂以原方巩固，30 剂。加服耆婆万病丸，每次 0.5 g，每日 1 次，临睡前服，保持大便呈糊状。

服药后，病人腹痛已无，大便呈糊状。面色红润，胃口佳。前后复诊 2 个月余，体重增加 5 kg，身体无不适。病人反映方中黄连味道极苦，后改以青龙合剂及薏苡附子败酱散加减，病人定期取药 3 个月后，回原籍治疗。

本例病人病情寒热错杂，故选方乌梅丸合方薏苡附子败酱散加减，寒热并用，佐以耆婆万病丸，以祛除痰瘀之邪。中医治疗癌症，是从整体入手，兼顾局部，目的是消除疼痛，缓解不适症状，纠正阴阳偏颇。

2. 薏苡附子败酱散止宫颈癌小腹阵痛

某老年女性病人，患宫颈癌，小腹阵痛，顽固性带下1年余。病理检查示高分化宫颈癌，化疗15次，复查发现腹腔转移，因惧怕再次手术，求治于中医。

刻诊：腹痛，带下恶臭，质地黏稠夹杂鲜血，触诊小腹部有鸡蛋大包块，质地坚硬。伴头晕，胸闷，食欲不振，口苦，腰痛如折，小腹坠痛，右侧腹股沟区淋巴结肿大疼痛，小便可，大便调。舌质暗，苔薄白腻，脉弦滑。证属脾肾阳虚，寒湿内阻，郁而化热。选自拟方"宁坤汤"合方薏苡附子败酱散加减。

处方：莲子15g，地骨皮15g，土茯苓30g，车前子30g（包煎），玄参15g，连翘15g，莪术10g，蝉蜕10g，蛇蜕10g，急性子10g，蜈蚣1g（冲服），北柴胡5g，苍术15g，干蟾皮1张，薏苡仁60g，败酱草20g，知母10g，黄柏10g，皂矾3g（冲服）。15剂，水煎服。每日1剂，早晚分服。

云南白药粉，每次2g，每日2次。

服药后，病人大便日行3~5次，腹部及小腹疼痛减轻，带下缓解，鲜血已无。食量增加，口苦、胸闷解除，腰痛如故。续前方，加大斑蝥2只、滑石15g、杜仲炭15g。30剂。药后诸症缓解，偶有小腹不适，腹股沟区肿大淋巴结已摸不到。

九、小建中汤止癌痛

小建中汤是古代有名的糖水方子。该方由桂枝、炙甘草、大枣、芍药、生姜、胶饴组成。建中的含义就是补益脾胃。小建中汤证的辨证要点是：身体消瘦，四肢无力，腹痛隐隐，不思饮食，每天少气懒言，静待光阴流逝；或癌症晚期，身上大肉尽脱，瘦至皮包骨，类似的证候，大多是小建中汤证。

1. 小建中汤止癌症腹痛

关于小建中汤，多数医家都不会陌生，但将小建中汤用于治疗癌症病人腹痛，算是别出心裁。

我还在读书的时候，一个邻居身患癌症，手术以后，每天腹部隐隐作痛，闻到饭味儿、药味儿就想吐，吃不下东西，身体日渐消瘦，直至卧床不起。吃了小建中汤以后，他就能吃东西了，肚子也不疼了，又过了一段时间，竟然可以扶着墙走路了。若不是亲眼所见，实在难以置信。

小建中汤方中的胶饴，是麦芽糖。麦芽糖有些地方不易买到，我常建议病人用蜂蜜来代替，也有一定效果。黄芪建中汤是在小建中汤的基础上再加黄芪20 g而成，对于经济条件较好的病人，我会使用黄芪建中汤，一是因为效果更好，二是口感也更加醇厚。

2. 小建中汤止癌症胃痛

小建中汤还有一个作用，那就是治疗癌症病人因长期服药，脾阳受损，食欲不振，胃痛隐隐。在服用某些对胃肠道刺激较大的药物时，也可以将小建中汤煮水代茶饮。

另外，张仲景说"呕家，不可用建中汤"，即病人虽有建中汤证，但是若恶心呕吐，则不宜用建中汤。一般而言，恶心的病人，可选用香砂六君子汤；呕吐的病人，可选用小柴胡汤或大半夏汤等。

数年前，曾有一个女性膀胱癌病人，病灶侵犯尿道上皮组织。病人自行服用龙胆泻肝汤和木鳖子等药物，服药之后疼痛确有缓解，但是胃口每况愈下，最后发展到吃饭都会胃痛，闻到药味儿就想吐。

详细了解病情以后，我发现病人舌苔白腻，寒湿之象明显。当务之急，是要解决其过用寒凉、脾阳受损的问题。中医认为有胃气则生，无胃气则死。脾阳受损，不能腐熟水谷，生存将无从谈起。故我拟方小建中汤加豆蔻、砂仁，用蜂蜜代替饴糖，嘱之煮水代茶饮。

病人服药后，嘴里不苦了，也逐渐能喝水吃饭了。守方加黄芪30 g、红参10 g。半个月后，病人不但胃不痛了，胃口也好了，而且人也长胖了。

3. 小建中汤止乳腺癌多发转移疼痛

某乳腺癌晚期的女性病人，经手术和放疗后，癌症多发转移，已侵犯肺部、肋骨和肝脏等处。病人出院后，长期服用中药治疗，起初有效，后来疼痛逐渐加重，遂辗转就诊。

来诊时症见胸胁及腹部疼痛，身体消瘦，胃口欠佳，双腿无力，二便可。舌质暗，苔薄白，脉弦。病人再三强调，已经连续吃了1年多中药，现在闻到药味儿就想吐，问有没有不苦的药可以吃。

我再三思考，觉得长期服药的病人，最易脾阳受损，便考虑用小建中汤治疗。

我问病人："想喝糖水吗？"

"想喝，我最喜欢糖水了。"病人说。

于是，我拟方小建中汤加露蜂房15 g，15剂。嘱其每剂煎出2碗药汁，兑入蜂蜜200 ml，一天内喝完。

病人服药后，疼痛等各种不适逐渐缓解，食欲渐佳。后改以二十五味备急丹治疗，随访半年，病情稳定。

以上几例病人，都表现出了不同程度的脾阳受损导致的食欲不振，疼痛隐隐。小建中汤是扶助脾阳、恢复脾胃功能的有效方剂，尤其适合长期服药后闻到药味儿都会恶心的病人。

4.小建中汤止平滑肌肉瘤腹痛

我曾接诊一名华侨，其为老年男性，患有腹膜后低分化平滑肌肉瘤。病人因腹部疼痛，先后就诊于美国多家医院，治疗效果不佳，后到北京某大学附属肿瘤医院及北京多家三甲医院就诊，前后进行多次手术，数十次化疗，均无法控制病情，每天靠吃奥施康定（止痛药）度日，但还是不能完全止痛。经病友介绍前来就诊。

其时病人已经做过几次手术，略显消瘦。胆囊、膀胱及小肠等处的肿瘤均已手术切除。刻下现食欲不振，腹部疼痛呈阵发性加剧。腹胀，怕冷，全身出汗。小便黄，大便稀。舌质淡，苔白腻，脉弦细。我判断病人之腹痛属中脏虚寒引起的疼痛，遂决定用黄芪建中汤合方青龙合剂加减。

处方：北黄芪30 g，黄药子15 g，续断15 g，藤梨根20 g，青龙衣30 g，干蟾皮2张，竹茹15 g，代赭石30 g，大斑蝥3只，滑石15 g，急性子10 g，制独角莲30 g，陈皮10 g，肉桂15 g，赤芍60 g，生姜30 g，大枣10枚（去核），麦芽糖200 g。7剂，水煎服。每日1剂，早晚分服。

病人服药后，自觉腹部疼痛减轻一些，但仍然剧烈。续前方，加大黄15 g、制附子20 g、辽细辛10 g。15剂，水煎服。每日1剂，早晚分服。病人服药后，大便日行3~5次，自觉疼痛缓解一半。

效不更方，嘱继续服用二诊方。该病人治疗期间，疼痛始终没有完全缓解，但能少吃一半的止痛药。2个月后，病人突然剧烈腹痛，伴食欲不振等不适。再用前方无效，改以耆婆万病丸治疗，每次0.5 g，每日 2 次，空腹服。又连续服用了 1 个月，病人腹痛略有缓解。总体来说，治疗效果不理想。病人无奈，只好返回美国。

每次想起这个病例，我都认为该病人并没有达到行将就木、回天乏术的程度。我始终相信没有不治之症，只有药不对证。

其实，介绍这位病人来诊的是另一位美籍华人，那位美籍华人身患肝癌，曾在我处服用中药，取得了相对满意的效果。

十、鳖甲煎丸用于多种癌症疼痛

鳖甲煎丸出自《金匮要略》，由鳖甲胶、射干、黄芩、柴胡、鼠妇、干姜、大黄、赤芍、桂枝、炒葶苈子、石韦、厚朴、牡丹皮、瞿麦、紫葳、半夏、人参、土鳖虫、阿胶、露蜂房、赤硝、蜣螂、桃仁组成。该方药味庞杂，法度森严。内含小柴胡汤，从梳理少阳入手，寒热并用，补泻兼施。

鳖甲煎丸中动物类药有 6 味，为鳖甲胶、阿胶、土鳖虫、鼠妇、蜣螂和露蜂房。药理学研究发现，这些动物类药普遍具有抗癌作用。该方重用鳖甲，且取煅铁灶下灰，用清酒浸制，熬取鳖甲胶制丸。该方开创了用虫类药治病的先河，为后世治疗癌症奠定了组方用药的基础。临床使用鳖甲煎丸取效的关键有三：第一，要用鳖甲胶，而非鳖甲；第二，要用古方阿胶，即现今牛皮熬制的黄明胶，而非驴皮制作的阿胶；第三，方中之赤硝，是火硝，而非芒硝。

鼠妇，又名潮虫，常寄居在朽木、枯叶和石板等潮湿之地。味酸性凉，无毒，入厥阴经。功专破血、解毒、止痛、利水。《神农本草经》谓其"主气癃，不得小便，妇人月闭血瘕，痫痉寒热，利水道"。近世多用鼠妇治疗肝硬化、肝癌、腹水、慢性气管炎、肺气肿，以及手术后刀口疼痛等病症。

经方治疗癌症的思路，我大致分为两种，一文一武：文治是以薯蓣丸为代表的扶正法，武治是鳖甲煎丸为首的祛邪法。肝癌、胰腺癌等腹腔肿瘤在《伤寒杂病论》中被称为"疟母"，仲景先师治疗疟母的处方是鳖甲煎丸。随着中医的普及，鳖甲煎丸被广泛使用。该方具有一定的软坚散结、消肿镇痛作用，可用治各种腹腔、盆腔肿瘤，尤以患处肿胀疼痛者效果最好。现代常用于治疗肝癌、胃癌、宫颈癌、卵巢肿瘤、肝硬化、肝脾肿大和肝纤维化，以及乳腺纤维瘤、乳腺增生、乳腺囊肿等疾病。

1. 鳖甲煎丸止乳腺癌、肝癌、胃癌术后疼痛

我曾用鳖甲煎丸治疗癌症术后病人，其中乳腺癌 2 人，表现为术后乳房压痛；肝癌 1 人，胃癌 1 人，表现分别是肝区、胃脘部隐隐作痛。嘱病人常服鳖甲煎丸，每次 3 g，每日 3 次。他们服用后，疼痛等不适症状逐渐改善。其中那个胃癌病人，就诊时肿瘤已经侵犯食管，连喝水都会被呛到，他吃鳖甲煎丸的同时加服斑蝥烧鸡蛋，不到半个月，就能吃米饭了，疼痛也缓解了大半。

2. 鳖甲煎丸止胃癌胃脘隐痛

某老年女性胃癌病人，胃脘隐痛，食欲减退 1 年，曾大量呕血，某医院胃肠钡餐示胃小弯癌性溃疡。

来诊时，病人形体消瘦，胃脘隐痛，食欲不振，胸闷心悸，疲惫无力，难入睡，早醒，夜尿 10 次，大便调。上腹部可触及鹅蛋大肿块，质地坚硬，固定不移。舌质淡，苔薄白，脉沉细。血红蛋白 65 g/L。治以益气养血，软坚散结。拟用黄芪建中汤合方六君子汤加减，冲服鳖甲煎丸。

处方：北黄芪30g，肉桂20g，赤芍30g，党参20g，苍术20g，茯苓30g，姜半夏10g，陈皮10g，露蜂房10g（冲服），炙甘草20g，生姜15g，红枣5枚（去核）。15剂。每日1剂，水煎取2碗，兑入蜂蜜200ml，早晚分服。

15剂后，病人夜尿减至3次。守方加减，服药500余剂，同时服用古法鳖甲煎丸，每次3g，每日3次。期间未做其他治疗，无明显不适，生活自理。触诊腹部柔软，复查胃部病变好转。

3.鳖甲煎丸止卵巢癌少腹痛

一位患有卵巢癌的老年病人，术后少腹部呈牵扯样疼痛，小便可，大便干，2日一行。舌质暗，苔白，舌下络脉稍瘀，脉弦。拟方小柴胡汤合方桂枝茯苓丸加减，同时服用鳖甲煎丸。

处方：北柴胡15g，法半夏10g，党参10g，赤芍10g，桂枝10g，茯苓10g，燀桃仁10g，牡丹皮10g，三棱10g，莪术10g，黄芩5g，炙甘草10g，生姜10g，红枣（去核）10g。15剂，水煎服。每日1剂，早晚分服。

鳖甲煎丸，每次3g，每日3次。

病人服药1周后，疼痛缓解，大便通畅，1个月后疼痛消失，可以侧卧睡觉，无明显不适。建议病人坚持服用鳖甲煎丸，清淡饮食，每日步行不少于7000步。

又，一中年男性病人，患原发性肝癌，行化疗2个疗程。刻诊：腹部胀满，肝区隐痛，双足浮肿，疲惫乏力，饮食稍差，畏寒，二便正常。舌质暗，苔白腻，舌下络脉瘀，脉弦细。胸腹部CT示：右肺多个小结节，双肺纤维灶，冠状动脉钙化，肝脏占位30mm×35mm，少量腹水，脾大，慢性胆囊炎。甲胎蛋白轻度上升。拟为痰瘀互结，水饮内停。治以温阳健脾，化饮利水。选方理中汤合方五苓散加减，冲服鳖甲煎丸。

处方：白术 60 g，党参 20 g，干姜 20 g，海藻 20 g，茯苓 20 g，猪苓 20 g，泽泻 20 g，泽漆 30 g，肉桂 10 g，槟榔 15 g，青皮 10 g，牡蛎 20 g，砂炒干蟾 15 g，大黄 10 g，商陆 10 g，砂仁 10 g。15 剂。每日 1 剂，水煎取 2 碗，早晚分服。

鳖甲煎丸，每次 3 g，每日 3 次。

服药后，病人腹胀腹痛减轻，下肢浮肿消失，食欲佳，大便日 3 次。续前方，加鸡内金 20 g、水蛭 3 g（吞服）、三七 5 g（冲服）。该病人共计服用鳖甲煎丸 3 kg，随访 1 年，病情稳定，无明显不适。

4. 鳖甲煎丸止肺癌胸部隐痛

某老年男性肺癌病人，症见胸部隐痛，咳嗽，咯血，纵隔内多个肿大淋巴结。某三甲医院诊为肺癌晚期，不能手术，建议病人回家静养。病人连续服用以鳖甲煎丸为主的中药 1 年余，疼痛消失，诸症缓解，体重也增加了，回原确诊医院复查，医生又说他患的可能不是癌症。

十一、癌症颈椎骨转移疼痛，葛根汤有效

癌症颈椎骨转移，一般表现为颈部疼痛或麻木等，严重者可出现四肢运动障碍、大小便失禁等症状。其疼痛特点为昼轻夜重，每到夜半子时即发剧烈疼痛。肺癌晚期常发生骨转移，以脊柱和肋骨转移较常见，其中颈椎骨转移临床治疗颇为棘手。葛根汤是治疗颈椎病的常用方剂，中医讲异病同治，只要病人表现为颈部僵硬疼痛，便可以用葛根汤加减治疗。

葛根汤出自《伤寒论》，由葛根、麻黄、桂枝、生姜、炙甘草、芍药、大枣组成。使用葛根汤时，葛根必须为野葛根，且用量须较大，一般为30~60 g，少则无效。不少药房会将粉葛误作葛根使用，务必加以鉴别。若颈部畏寒，为阳虚，可合方麻黄附子细辛汤，即葛根汤加制附子15 g、辽细辛15 g；颈项沉重，为湿重，可加羌活、独活各30 g；手臂麻木，为气血不足，可加当归、酒川芎各15 g；素有颈椎病，加威灵仙30 g；疼痛剧烈，当加虫类药，可加用清水全蝎3 g、蜈蚣1 g（冲服）、大斑蝥2~3只、滑石15 g；肾虚，加鹿角、山茱萸各15 g；骨质破坏明显，加土鳖虫10 g，骨碎补、续断、煅自然铜各15 g。

如某老年男性病人，肺癌术后颈项强硬疼痛，右侧上肢麻木，恶风，二便可。影像学示颈部椎体可见转移瘤，中医诊断为痉病。诊为阳虚寒凝，营卫不调。治以温阳散寒，调和营卫。处方葛根汤合方骨癌合剂加减。

处方：葛根60 g，陈麻黄15 g，肉桂15 g，赤芍30 g，制川乌10 g，制草乌10 g，三棱10 g，莪术10 g，辽细辛10 g，鹿角15 g，土鳖虫10 g，煅自然铜15 g，炙甘草15 g，生姜30 g，红枣12枚。15剂，水煎服。每日1剂，早晚分服。

二十五味备急丹，每次3 g，每日2次。

病人服药7剂，颈项强硬减轻，疼痛缓解1/3。再续前方30剂，诸症消失。嘱病人长期服用二十五味备急丹。

又，一老年男性病人，为泰国华侨，反复咳嗽、咯血，被诊出左肺下叶小细胞癌晚期，纵隔淋巴结转移，胸椎及颈椎转移，并患有复合性胃和十二指肠溃疡、膀胱囊肿、右肾结节，既往有高血压病史。

该病人已进行化疗 15 次，放疗 5 次，花费约合人民币 20 余万元。放疗、化疗后，咳嗽、咯血等明显缓解，但是食欲不振，身体日渐消瘦。病人准备好了墓地，把名下财产捐给了教堂。

该病人本已放弃治疗，但在回国探亲的途中听朋友说中医治疗肺癌有效，部分病人可以带瘤生存，遂来就诊。

诊见其形体消瘦，乏力，头晕头痛、胸闷胸痛，颈部刺痛，颈部汗多，稍进食则泛酸，夜尿 10 余次，大便艰难。舌质暗红，苔黄腻，脉沉弦有力。拟方桂枝加葛根汤合方小柴胡汤、大黄附子汤加减。

处方：葛根 60 g，桂枝 15 g，白芍 30 g，北柴胡 25 g，全瓜蒌 30 g，附子 20 g，制川乌 10 g，制草乌 10 g，大黄 15 g，辽细辛 10 g，红参 15 g，露蜂房 10 g（冲服），大斑蝥 3 只，滑石 15 g，炙甘草 15 g，生姜 15 g，红枣（去核）15 g。30 剂，每日 1 剂，水煎分 3 次服用。

病人服药后，颈部肿大的淋巴结明显缩小，胃口渐好，大便通畅，面色红润，头晕头痛已无。

肺癌颈椎骨转移，多症见颈项强硬疼痛，难以转侧。详审该病人之症，以其多汗，处方以葛根汤去麻黄，即桂枝加葛根汤。张仲景一再强调，"有是证，用是方"，故以桂枝加葛根汤作为治疗该病人之法。

又一肺癌晚期的老年男性病人，颈椎及脊柱多发转移，肝脏转移。胸闷胸痛，咳嗽，痰黄黏稠，颈部刺痛，入夜尤甚，继而出现四肢麻木，双下肢瘫痪。大便干燥，需要开塞露才能排出，二便无知觉。

病人在数家医院住院，皆被告知已经病入膏肓，回天乏术，家属也签收了一沓子病危通知。

家属代诊，述病人瘫痪在床，大小便闭塞，平素畏寒，喜热饮，颈部剧烈疼痛，每天靠注射吗啡度日。拟为阳虚寒凝，痰瘀阻滞经脉。治以温阳散寒，化瘀通络。选方葛根汤合方骨癌合剂加减，冲服二十五味备急丹。

处方：葛根 60 g，陈麻黄 15 g，肉桂 20 g，赤芍 30 g，红参 15 g，干姜 20 g，制川乌 10 g，制草乌 10 g，辽细辛 6 g，当归 15 g，续断 15 g，牵牛子 10 g，炒僵蚕 10 g，蝉蜕 10 g，平贝母 10 g，枇杷叶 15 g，煅自然铜 15 g，炙甘草 20 g，红枣 3 枚。15 剂，水煎服。每日 1 剂，早晚分服。

二十五味备急丹，每次 5 g，每日 2 次，早晚分服。

服药半个月，病人自觉颈部疼痛缓解 1/2，已经停止使用吗啡，可正常入睡，下肢能稍许活动；服药至 1 个月时，已无明显疼痛，无需家属扶持，可以自行用餐。2 个月后，因交代后事，各方意见不统一，病人情绪异常激动，突然晕倒在床，四肢抽搐，MRI 示大面积脑梗死，数日即撒手人寰。

该病人之疾虽是不治之症，但在其服用中药后，疼痛缓解，且胸闷、胸痛等也有不同程度的好转。做医生这些年，让我感触最深的便是人生无常，生命脆弱，而我们所能做的，仅仅是尽人事，安天命。

十二、接骨丹合黑白散治疗恶性骨肿瘤疼痛

我的中医启蒙恩师顾显颖先生儿时跟他舅舅学习骨科，曾用接骨丹合黑白散治疗骨折。接骨丹由炒生菜子 300 g、炒黄瓜子 300 g、炒八厘麻 300 g、炒土鳖虫 100 g、炒穿山龙 100 g、崇宁钱 1 个（火煅醋淬 7 次。现代以煅自然铜代替）6 味药组成，主要功效是促进骨痂修复。黑白散由制马钱子、虫白蜡各等份组成（另有说加崇宁钱），主要作用

是散瘀镇痛。

我曾用接骨丹合黑白散治疗过几例骨折病人，发现其消肿止痛及促进骨痂形成的速度非常快。如一个老妇，腰椎3处压缩性骨折，卧床不起3天，病人服药的第二天就可以下地走路。后来我用接骨丹合黑白散治疗恶性骨肿瘤和癌症骨转移疼痛，虽然没有像治疗外伤骨折那样见效神速，但是部分病人服药后，疼痛等不适症状也会显著改善，接骨丹合黑白散对溶骨性损害也有一定的修复作用。

如一老年男性病人，肺癌骨转移，多根肋骨出现病理性骨折。因年高体弱，医院没有给予放疗、化疗，建议他看中医，保守治疗。

来诊时，病人胸痛，腰部剧烈疼痛，活动受限，入夜尤甚，服用止痛药后，疼痛稍缓解，痛处畏寒，敷热水袋可缓解。剧烈咳嗽，胸闷，气短，疲乏无力，夜尿数次，大便干结，数日一行。触诊左侧第6~8肋骨、第3~5腰椎处显著压痛。舌质紫暗，苔薄白，脉沉细。X线检查提示，肋骨及腰椎骨转移癌，溶骨性破坏。拟为阴寒凝聚，癌毒肆虐。考虑阳和汤合方骨癌合剂、大黄附子汤、接骨丹加减。

处方：熟地35 g，肉桂15 g，陈麻黄10 g，鹿角胶15 g（烊化），白芥子10 g，炮姜15 g，大黄15 g，制附子20 g，制川乌10 g，制草乌10 g，辽细辛10 g，炒生菜子30 g，炒黄瓜子30 g，土鳖虫10 g，穿山龙30 g，煅自然铜15 g。15剂，水煎服。每日1剂，早晚分3服。

黑白散，每次1 g，每日3次。

二十五味备急丹，每次5 g，每日1次，临睡前服。

服药15剂后，疼痛缓解。续前方30剂，加斑蝥烧鸡蛋每日1个，增强抗癌止痛之效。前后共服汤药100余剂，黑白散300 g有余，二十五味备急丹500 g有余，病人肋骨疼痛消失，仅在阴雨天时偶感腰部酸痛，停服止痛药，夜间可以正常入睡。医院复查，骨转移癌及溶骨性破坏较前减轻。

骨癌疼痛，临床以寒凝筋骨者多见，非大辛大热之品难以奏效。故用阳和汤温阳散寒，骨癌合剂化瘀止痛，接骨丹修复溶骨性破坏，黑白散强力镇痛、抗肿瘤。大黄附子汤为辨病方，二十五味备急丹为通治方。

治疗癌症骨转移、恶性骨肿瘤疼痛，只要无明显热象或血常规提示白细胞计数上升，均可用阳和汤合方骨癌合剂及接骨丹等随症加减，常有效验。

又，一已逾古稀之年的男性病人，右肩疼痛1年，曾按肩周炎治疗无效，后被某医院诊为肱骨转移癌，但未找到原发病灶。医院建议截肢，病人及家属拒绝。

来诊时，病人右肩剧烈疼痛，入夜尤甚，阴雨天加重，右肩关节肿胀，皮色无异常。伴食欲不振，形体消瘦，畏寒，手足欠温，疲倦无力，二便可。舌质紫暗，苔白厚腻，脉沉细。考虑为阳虚寒凝，拟骨癌合剂合方接骨丹加减。

处方：姜黄15g，干姜15g，桂枝15g，制附子20g，制川乌10g，制草乌10g，三棱10g，莪术10g，辽细辛10g，鹿角15g，当归15g，续断15g，牵牛子10g，蜈蚣1g（冲服），炒僵蚕10g，蝉蜕10g，土鳖虫10g，炒生菜子30g，炒黄瓜子30g。15剂，水煎服。每日1剂，早晚分3服。

黑白散，每次1g，每日3次。

复诊，病人疼痛缓解，但食欲欠佳。效不更方，加砂仁10g。病人前后服药百余剂，疼痛消失，患侧上肢能轻微活动，无明显不适。

病人带药回江西，配制 2 号接骨丹合方黑白散一料、鹿角粉 1 kg。

半年后，病人家属告知，病人可以自己拿筷子吃饭，唯阴雨天疼痛反复，要求再配制一料接骨丹合方黑白散，说吃这个药效果最好。在当地医院复查，X 线片示右侧肱骨近端溶骨性破坏病损范围显著缩小。

又，一年轻女性病人，左髋部肿物切除术后 5 年。病人自 13 岁起左髋部疼痛，活动后加重，后发现肿物，质地坚硬，活动度差。经医院手术切除，病理检查结果为软骨肉瘤。

1 年前肿瘤复发，放电样疼痛，进行性加重，已卧床不起。去某医院外科就诊，医生建议手术切除肿瘤，但家属已无力承担巨额费用，便到寺院烧香拜佛，希望奇迹出现。正好碰到我义诊，便前来咨询。

考虑病人病情棘手，月经初潮发病，又肾主骨，主生殖和天癸，思病人应有先天不足，当以补益先天、化瘀壮骨为宜。拟先天大造丸、接骨丹合方黑白散加减。

处方 1：先天大造丸加减。紫河车 500 g，熟地黄 100 g，当归 60 g，茯苓 60 g，红参 60 g，枸杞子 60 g，盐菟丝子 60 g，酒苁蓉 60 g，酒黄精 60 g，白术 60 g，制何首乌 60 g，酒川牛膝 60 g，制仙茅 60 g，烫骨碎补 30 g，盐巴戟天 30 g，破故纸 30 g，远志 30 g，木香 15 g，海盐 15 g，丁香 9 g，红枣干 60 g。共制为散剂，每次 15 g，每日 1 次，以 2 碗水煮取 1 碗，早上空腹服。

处方 2：接骨丹合方黑白散加减。炒生菜子 300 g，炒黄瓜子 300 g，炒接骨木根 300 g，炒土鳖虫 100 g，炒穿山龙 100 g，制马钱子 300 g，酒川牛膝 150 g，煅自然铜 30 g（火煅醋淬 7 次）。制为散剂，晚上临睡前服，从每次 3 g 开始，每日加量 1 g，直至患处疼痛缓解或自觉患处略有抽动为止即不再加量。

处方 3：斑蝥烧鸡蛋，每日 3 只小斑蝥，去头、翅、足，塞入 1 个红皮鸡蛋中，烧熟后去斑蝥，只吃鸡蛋，早晚分服。

病人共服先天大造丸加减五料，接骨丹合方黑白散加减二料，另煮食紫河车 20 余个。治疗约 1 年，肿物基本消失，无明显疼痛，活动自如。病人以为痊愈，亦未做任何复查。后听寺院义工说，该病人已参加工作，结婚，生了 2 个孩子。

骨肿瘤是发生于骨骼或其附属组织的肿瘤，是临床常见病。恶性骨肿瘤多呈浸润性生长，且发展迅速，骨质被破坏后，可蔓延至周围软组织，患处剧烈疼痛，预后不佳，病死率高。

肾主骨生髓，骨肿瘤与肾精不足密切相关，故治疗本例病人时以紫河车等补益肾精，加强先天之本，又辅以煅自然铜、土鳖虫、黄瓜子、生菜子等增强修复骨质之力，制马钱子、斑蝥具有抗癌镇痛、解毒散结之效。

今将接骨丹和黑白散和盘托出，公布于世，希望可以帮助更多有需要的人，同时以此纪念我的启蒙恩师顾显颖先生。

十三、小柴胡汤治疗癌痛八法

小柴胡汤是《伤寒论》常用的方剂之一，由柴胡、黄芩、人参、甘草、半夏、生姜、大枣组成，具有和解作用，历代医家对其颇为重视。该方常用于治疗内、妇、儿和五官科的多种病症，尤其是消化、呼吸系统疾病。小柴胡汤亦是我治疗癌痛的良方。

例如，小柴胡汤加土茯苓、清水全蝎、蜈蚣、露蜂房等，可以治疗脑肿瘤导致的头痛和偏瘫；小柴胡汤冲服鳖甲煎丸，可以治疗肝癌、肝硬化病人的肝区疼痛；小柴胡汤合方大黄䗪虫丸，可以治疗宫颈癌痛、卵巢癌痛；仅以小柴胡颗粒代茶饮，可以防治化疗期间恶心呕吐。

我开具的处方中每 10 张中就有 5~6 张是小柴胡汤。只要病人表现出口干、口苦或头晕中的任何一个症状，我就以少阳为治疗路径，使用小柴胡汤。

跟我实习的一个学生接诊了一名患有肝癌的男性病人，该病人餐后肝区隐痛，伴口干口苦，学生拟以小柴胡汤加赤芍 15 g 治疗。口苦者，可不去黄芩，但我认为赤芍用量小了，《伤寒杂病论》曰"若腹中痛者，去黄芩，加芍药三两"，古时三两大致相当于现代 45 g。后来学生将赤芍改为 30 g，病人吃了果然有效。小柴胡汤确实是张好方。

现将我应用小柴胡汤治疗癌痛的经验总结如下，供同道参考。

1. 疏肝养血

少阳病，常表现为胸闷胸痛，或胸胁和少腹等处疼痛。癌症病人，如果疼痛性质是钝痛或隐痛，疼痛轻微，就可以直接用小柴胡汤去黄芩加芍药；若病程日久，癌痛隐隐，面色晦暗，多有肝血不足，可以小柴胡汤合方四物汤疏肝养血；若癌痛伴有出血倾向，可小柴胡汤合方芎归胶艾汤养血止血、柔肝止痛；如果疼痛剧烈，那么小柴胡汤合四物汤的力量就不够，要使用大黄附子汤、耆婆万病丸，或二十五味备急丹等。

做肿瘤科医生这么多年，我通过疏肝养血的思路，解除了绝大多数癌症病人的疼痛。部分晚期癌症病人，经过养肝血、护胃气的治疗，直到最后死神降临之时，都没有发生过疼痛症状。

如某老年男性肝癌病人，介入治疗后，甲胎蛋白居高不下，血小板跌至 40×10^9/L，肝功能及乙肝病毒载量基本正常。右胁部刀割样疼痛，每于活动后加剧，伴口干，口苦，乏力，二便调。既往有慢性乙型肝炎病史（小三阳）。舌质暗，苔白腻，舌下络脉稍瘀，脉弦。我选用小柴胡汤合方芎归胶艾汤加减为其治疗，同时嘱其服用二十五味备急丹。

处方：前胡 15 g，法半夏 10 g，党参 15 g，海藻 15 g，黄芩 5 g，赤芍 20 g，牡蛎 20 g，当归 10 g，酒川芎 10 g，熟地黄 20 g，艾叶炭 15 g，黄明胶 10 g（烊化），三棱 10 g，莪术 10 g，青龙衣 30 g，大斑蝥 2 只，滑石 15 g，松针、松节各 60 g，生姜 10 g。

辨病选用二十五味备急丹，每次 5 g，每日 1 次，临睡前服。

服药 1 周后，病人胁痛减半。1 个月后，诸症缓解，疼痛消失，病人无明显不适。3 个月后复查，病人甲胎蛋白下降，血小板升至 65×10^9/L。

此时病人无明显不适，继续治疗须采用和法或大病缓图的思路，使用丸散剂型，缓消癥痕。倘若贸然使用大剂量攻伐之品，稍有不慎就会导致阴阳失衡，病情恶化。

2. 疏肝散寒

理中汤出自《伤寒论》，主治脾胃虚寒之呕吐腹痛诸症。小柴胡汤与理中汤合用，主治肝郁脾虚、中焦虚寒之腹部隐隐作痛，常用于胃癌、肝癌、大肠癌等表现为肝郁脾寒之腹部疼痛者，若表现为恶心呕吐，可再合方吴茱萸汤。

如某中年男性病人，直肠癌术后，腹痛腹泻 2 个月。饮食稍有不慎，则泻下清稀如水，夹杂不消化食物，口苦，胃中隐痛，腹胀不舒，食欲不振，形体消瘦，乏力懒言。舌淡，苔薄滑，脉弦。诊为少阳不舒，中焦虚寒。治以和解少阳，温补中焦。选方小柴胡汤合方理中汤。服药 7 剂，病人腹痛腹泻止；半个月后，无明显不适。

病人术后调养失宜，嗜食生冷，中焦脾阳受损，运化失常，故腹痛腹泻；口苦为少阳指征。方中理中汤复中焦阳气，小柴胡汤调畅少阳枢机，助脾胃升降，故而收效。

3. 疏肝活血

桂枝茯苓丸是妇科常用方剂，出自《金匮要略》。《金匮要略》曰："妇人宿有癥病，经断未及三月，而得漏下不止，胎动在脐上者，为癥痼害……当下其癥，桂枝茯苓丸主之。"

桂枝茯苓丸合方小柴胡汤，又称"柴胡桂苓汤"，可以治疗少阳病伴有瘀血征的各种癌痛，如肺癌、肝癌、乳腺癌、卵巢癌和宫颈癌疼痛等。各种癌痛虽然大不相同，但只要临床表现具有瘀血征，皆可使用柴胡桂苓汤，并根据具体情况随症加减。如肝癌疼痛者，可加土鳖虫、鼠妇；肺癌疼痛者，可加干蟾皮、藤梨根、白花蛇舌草等；卵巢癌疼痛，可加桑椹子、蜈蚣、蝉蜕、急性子等；若癌痛伴有积液，还可再合方葶苈大枣泻肺汤、五苓散等。

某老年女性病人，卵巢癌术后行多次化疗，少腹掣痛不能缓解，肌肤甲错，大便稍干。处方柴胡桂苓汤加酒大黄、干蟾皮，7剂后疼痛缓解，15剂后痛止。

一老年男性肝癌病人，形体瘦小，肝区刺痛，腹部胀闷，双下肢轻度凹陷性水肿，他医认为其活不过3个月。我拟方小柴胡汤合方五苓散、桂枝茯苓丸加槟榔、大黄、牵牛子等为之治疗，随症加减。服药3个月，病人肝区疼痛缓解，腹胀及下肢水肿消失。病人经济困难，故嘱其常服鳖甲煎丸，每次3 g，每日3次。1年后随访，病人尚在，生活可自理。

4. 疏肝和胃

《伤寒论》曰："满而不痛者，此为痞，柴胡不中与之，宜半夏泻心汤。"但据我体会，凡是心下痞闷，不管痛或不痛，都可以使用半夏泻心汤；而口干口苦者，无论其胸胁痛或不痛，都可以使用小柴胡汤。故癌症病人，凡表现为胃脘和胁下疼痛者，都可以用小柴胡汤合方半夏泻心汤（又称"柴胡泻心汤"）疏肝泄胆、调和脾胃。

如某中年女性病人，乳腺癌术后，患侧乳房隐痛，经前期刺痛，精神郁闷，烦躁，多梦，胃脘至脐部胀闷，小便可，大便黏腻。舌淡，苔黄腻，脉弦。处方柴胡泻心汤加减。

处方：柴胡 25 g，党参 15 g，法半夏 15 g，黄芩 10 g，黄连 5 g，干姜 10 g，全瓜蒌 30 g，香附 15 g，漏芦 10 g，蜈蚣 1 g（冲服），干蟾皮 1 张，炙甘草 10 g，生姜 10 g，红枣（去核）10 g。每日 1 剂，水煎服，早晚分服。

上药进 15 剂，病人乳房疼痛减半，诸症缓解，大便调。1 个月后，诸症消失，无明显不适。嘱其常服鳖甲煎丸，预防术后复发。

柴胡泻心汤的运用要点是肝胆郁火，脾胃寒热错杂，气机阻滞。如肝郁较重，亦可加郁金、香附、川楝子、青皮；如病在胃肠，可加枳壳、槟榔、炒神曲等。

5. 疏肝健脾

当归芍药散由当归、赤芍、茯苓、苍术、泽泻、川芎组成，主治肝脾两虚、血水不利的腹中绵绵作痛。小柴胡汤合方当归芍药散，临床可用于多种癌痛的治疗。

如某老年女性病人，肺癌化疗后，右侧胸腔有少量积液，心包积液，腰背及胸胁部隐痛，食欲不振，易醒，乏力，身体消瘦，轻度贫血貌。予小柴胡汤合方当归芍药散加全瓜蒌、干蟾皮等，病人服药半个月后，疼痛缓解，1个月后，诸症好转，面露笑容。

6. 疏肝理气

小柴胡汤合方四逆散，有疏肝理气、健脾和胃之功，临床可用于慢性肝炎、肝硬化及肝癌胁痛，疗效确切，且有平淡出奇之功。实际上，不仅是肝癌病人，但凡肝失疏泄，脾失健运，表现为胸胁胀痛不适者，皆可使用该合方。

如某老年男性胃癌病人，多发肝硬化结节，右胁胀痛，食欲不振，肌肤甲错，胃脘部可触及肿块，二便可。拟以小柴胡汤合方四逆散加牡蛎、醋鳖甲、干蟾皮、青皮、莪荑等。服药后，病人胀痛好转；1个月后，食量增加，肝区疼痛消失，诸症好转；半年后，除夜尿2次外，无明显不适。嘱病人长期服用鳖甲煎丸，间服斑蝥烧鸡蛋。

随后2年病人没有复诊，本以为其已经不在了。前不久，他的邻居过来看病，从邻居口中得知，原来他一直在服用鳖甲煎丸，定期服用斑蝥烧鸡蛋，至今病情稳定。

肝癌伴肝硬化，肝区不适或疼痛，可以用小柴胡汤合方四逆散或四物汤，根据病人表现，辨证选用郁金、鸡内金、槟榔、海藻、牡蛎、川楝子、三棱、莪术、醋鳖甲和炒麦芽等。总的治疗原则是疏肝和胃、化瘀散结，但用药需以柔克刚，不可过多攻伐，一般须服药2~3年。

癌症病人并发肝硬化时，虽患处疼痛，但在选用活血化瘀药时必须谨慎。如桃仁、红花、土鳖虫之类，当以小量为宜；软坚散结之品，以三棱、莪术、醋鳖甲、牡蛎为宜，在顾护胃气的前提下，可小量常服。如果伴有胃底静脉曲张，必须定期检测血象。如果凝血功能异常，有出血倾向时，务必合方芎归胶艾汤，防治上消化道出血。还要密切注意舌苔变化，毕竟疏肝之品均有伤阴之虞，必须注意防患。必要时可加入盐菟丝子、枸杞子等补养肾水之品。如并发腹水，可同时合方六君子汤，再合方五苓散加赤小豆、商陆、泽漆、水蛭等。

7. 疏肝降气

丹参饮出自陈修园的《医学三字经》，由丹参、檀香、砂仁构成，我临床应用时常将檀香易为沉香。柴胡丹参饮，即小柴胡汤加丹参30 g、沉香5 g、砂仁5 g，具有降气解郁、化瘀定痛之效，可用于癌症病人伴有胸闷胸痛，或合并慢性胃炎，表现为胸腹及胃脘部隐隐作痛、心下痞满或疼痛、食欲不振、呃逆等者。

如某老年男性病人，右肺上叶腺癌，骨转移，化疗后发生严重骨髓抑制，并发肺部感染，后用西药进行升白细胞、抗感染等综合治疗，血象基本恢复，肺部感染已控制，但仍觉胸部闷痛，疲惫无力。

病人就诊时胸闷胸痛，全身乏力，时有低热，恶心，纳差，头晕，口干口苦，心烦易怒，自汗，难入睡，早醒，小便可，大便秘结。既往有冠心病史。舌暗红，苔薄黄，脉弦。拟为少阳病，方用小柴胡汤合方丹参饮加减。

处方：前胡25 g，红参10 g，黄芩7 g，炒神曲20 g，炒麦芽30 g，鸡内金20 g，全瓜蒌30 g，丹参30 g，藤梨根20 g，蝉蜕10 g，炒僵蚕10 g，露蜂房10 g（冲服），沉香5 g，砂仁10 g，炙甘草10 g，生姜10 g，红枣（去核）10 g。15剂，水煎服。每日1剂，早晚分服。

服上方后，病人自觉胸痛减轻1/2，诸症缓解，唯口干无变化。加天花粉15 g，15剂。后病人行第2疗程化疗，嘱其化疗期间服药2日一剂，每晚服用1次。家属告知，此次化疗副作用较前明显减轻，病人无明显不适。

8.疏肝散结

消瘰丸出自《医学心悟》，由玄参、贝母、牡蛎各等份制成，具有散结止痛、清热解毒之效。我在临床发现，瘰疬多发生于少阳经，故常取小柴胡汤合方消瘰丸，更加壁虎一味治之，该方散结止痛作用尤为突出。我常用该方治疗癌性淋巴结肿大、癌症淋巴结转移、脑肿瘤、甲状腺癌、乳腺癌疼痛等症。

如某中年女性病人，甲状腺癌术后复发，已行 2 次手术。病人就诊时面部浮肿，颈部坚硬，肿胀疼痛，触诊压痛，睡眠浅，口干口苦，二便调。舌质暗，有齿痕，苔白，脉弦滑。拟方小柴胡汤合方消瘰丸加减。

处方：前胡 15 g，姜半夏 15 g，党参 10 g，黄芩 7 g，平贝母 15 g，玄参 15 g，海藻 15 g，牡蛎 15 g，壁虎 15 g，连翘 15 g，干姜 10 g，红枣（去核）10 g。水煎服。每日 1 剂，早晚分服。

斑蝥烧鸡蛋，每日 1 个，每日 1 次。

病人服用上方数日，肿胀缓解；1 个月后，诸症缓解。后以此方随症加减，曾用到清水全蝎、蜈蚣、炒僵蚕、蝉蜕、急性子、露蜂房等，每次 2~3 味。病人服药约 1 年，无明显不适，亦未见新发病灶。

柴胡消瘰丸加乌梢蛇、牵牛子等，可治疗脑转移瘤。哈尔滨市中医医院孙奇教授曾治疗肺癌脑转移病人，病人患侧眼球突出，胀痛，拟方柴胡消瘰丸加露蜂房、炒僵蚕、清水全蝎、蜈蚣、玄明粉及大剂量土茯苓。病人服药半个月后，眼部疼痛缓解，眼球突出减轻；2 个月后，眼球突出消退，无明显不适。

综上所述，无论任何癌症疼痛，只要伴有口干、口苦或头晕的任何一个症状，都可以合方使用小柴胡汤。以少阳为治疗路径治疗癌症，其最终目的是以和为贵，以平为期。

十四、国医大师卢芳的不传之秘——健脾消积散

国医大师卢芳行医数十年，始终坚守在临床第一线，以擅长治疗三叉神经痛及糖尿病等享誉杏林。其处方特点为药味少而精简，用量大而惊人。卢老曾自创多种效方，我常用的健脾消积散就是其中之一。该方由大黄20 g、牵牛子20 g、木香20 g、石菖蒲10 g、鸡内金10 g、白芍10 g、苍术20 g、党参10 g、制吴茱萸10 g、砂仁10 g、肉桂10 g、炒神曲10 g组成，原用于小儿体弱多病、身材矮小、面黄肌瘦者。不少小儿病人服用1个月就会长胖，连续用2~3个月个子会明显长高。该方的精妙之处在于寒热并用、补泻兼施，尤其是其以通为补的思路，与《备急千金要方》中的耆婆万病丸和六十四味芫花散不谋而合，适用范围极广。该方不仅可用于小儿积滞，还可用于治疗癌痛。对于常表现为脘腹疼痛、食欲不振，或腹部压痛、大便不调的癌症病人，皆可投以健脾消积散，多随手奏效。

1. 健脾消积散止多种肠癌痛

某病人，老年男性。复合性胃和十二指肠溃疡恶变，既往多年胃病史，平素饮食不节。症见餐后腹部胀痛，伴嗳气，肠鸣，小便可，大便时干时稀。舌淡，苔白，脉弦。处方健脾消积散，每次3 g，每日2次，以香砂六君子汤送服，连服20余剂，痛止，食欲佳。

一老年男性病人，结肠癌术后，食欲不振，恶心，腹痛，腹泻，大便夹杂不消化食物。苔白厚腻，脉弦。拟方理中汤合方健脾消积散加减。服药7剂，食欲渐佳；15剂，腹痛腹泻缓解；1个月后，无明显不适。

某老年男性直肠癌术后病人，腹胀腹痛，食欲不振，二便正常。舌淡，苔白腻，脉弦滑。拟方健脾消积散加减。

处方：牵牛子 5 g，大黄 5 g，吴茱萸 10 g，党参 15 g，白术 15 g，肉桂 10 g，木香 10 g，砂仁 10 g，刺猬皮 15 g。水煎服。

连服 20 余剂，诸不适愈。

2. 健脾消积散止宫颈癌晚期小腹胀痛

某老年女性宫颈癌晚期病人，带下血水混杂，恶臭，小腹胀痛，二便正常。既往月经量少，色黑有血块。舌暗，苔白腻，脉弦。曾服止带方不效，后用健脾消积散治疗腹痛及带下有效。遂以健脾消积散加硝石、矾石各 20 g，制为散剂，每次 2~5 g，每日 2 次，以保持大便呈糊状为宜。病人服药后大便泻下较多黏液，带下逐渐减少。

3. 健脾消积散止肝癌肝区胀痛

某中年男性病人，被诊为肝癌 1 年。症见肝区胀痛，呈进行性加剧，疼痛拒按，服止痛药可暂时缓解，面目及巩膜黄染，腹部稍胀，畏寒肢冷，口干舌燥，疲惫无力，小便短少，大便溏泄。舌暗，苔白厚，中部微黄，脉弦数。未曾使用白蛋白。

综观其所服处方，尽是大柴胡汤、茵陈蒿汤，亦曾大量使用白花蛇舌草、半枝莲、天葵子等苦寒之品，显然为口干舌燥、小便短少、巩膜黄染所误导。

病人疲惫无力，畏寒肢冷，精神萎靡，显系肝病传脾，且脾肾阳虚已极。张锡纯说："脉大而弦，按之似有力，非真有力，此脾胃真气外泄，冲脉逆气上干之证。"此等脾肾两虚，疼痛剧烈之症，多是邪气亢盛，正气无力祛邪外出，当攻补兼施，岂能一味攻伐？

建议其试服理中汤合方健脾消积散数剂，以观动静。若服后疼痛缓解，便可治疗。拟方如下：

红参 20 g，干姜 15 g，吴茱萸 10 g，牵牛子 15 g，木香 10 g，鸡内金 20 g，赤芍 30 g，苍术 20 g，丹参 20 g，砂仁 10 g，露蜂房 10 g（冲服），壁虎 10 g，炙甘草 10 g。

病人家属到医院抄方，几个医生一看到"牵牛子 15 g"，都说此方绝不可服。但病人家属坚持，医生勉强抄方 3 剂。

服 1 剂，病人大便通畅，排出若干粪便，疼痛缓解，当天没有再吃止痛药，口干缓解；又服 1 剂，胃口渐佳，精神好转；3 剂药后，胁痛若失。嘱服 7 剂，然后改为散剂，每次 5 g，每日 2 次。同时服用鳖甲煎丸。

后病人小便逐渐增多，气味腥臭，大便排出秽物如污泥状，身体轻快。3 个月后复查，肿块同前，病情稳定，身体亦无不适。

某中年男性肝癌病人，进食后右胁隐痛，腹部胀闷，身体消瘦。曾服舒肝丸，胁痛略有缓解，仍不欲饮食，二便正常。舌暗，苔白，脉弦。拟方小柴胡汤合方四物汤冲服健脾消积散。半个月后胁痛缓解，1 个月后食欲渐好，体重增加。

《金匮要略》说："病者腹满，按之不痛为虚，痛者为实。"癌症病人，凡疼痛剧烈，多为实证；疼痛拒按，亦为实证。健脾消积散寒热并用，攻补兼施，切合病人的病机，合方理中汤，可加强温中散寒作用，二方合用，效专而力宏。

4. 健脾消积散止食管癌、胃部癌腹痛

一老年男性食管、贲门癌病人，手术后恶心欲吐，饮食难下，腹胀腹痛，食后加重，伴有腹泻，辗转多家医院，皆以止吐、止泻之药治疗，然大便每日数行，恶心愈演愈烈，几乎不敢吃东西。家属以为

病人病入膏肓，回天乏术。

就诊时，家属诉病人呕出之痰涎夹杂黑色黏液并散发臭味，形体消瘦，少气懒言，腹胀腹痛，小便短少，大便稀，日行3~5次。舌质淡，苔薄黄而干（疑为染苔）。脉弦细无力。

仔细询问，病人出院后大便数日一行，曾自行服用芦荟及麻子仁丸等苦寒泻下之品，每日腹泻数次，虽然排便很多，但是腹部胀痛日益加重。沉思良久，我略有所悟，疑诸症之因为病人年事已高，手术损伤气血，复加寒凉药物损伤脾阳，拟方理中汤加减。

处方：党参20g，麸炒苍术20g，炮姜20g，蒸陈皮10g，枳壳10g，燀桃仁5g，红花10g，枇杷叶20g，炙甘草20g。7剂。嘱病人每日1剂，煮取2碗药汁，小口频服。

药后复诊，病人恶心缓解，胃口渐佳，但腹痛加重，大便数日不解，我再三告诉病人，切勿再用寒凉药物，以保护胃气为第一，至于通便止痛一事，我自会调整处方。拟理中汤冲服健脾消积散，每次4g，每日2次。

1周后，病人诉腹胀腹痛消失，胃口好，大便通畅，每日2~3次，香蕉样便。

癌症术后，当以顾护胃气为本，切不可贸然攻伐，一旦损伤脾阳，后天失养，先天亦会逐渐枯竭，一如无源之水，无本之木，命不久矣。

一位60余岁的男性胃癌术后病人，胃脘胀痛，嗳气，泛酸，头顶痛，畏寒喜暖，大便干结。舌质暗，苔白，脉弦。拟吴茱萸汤合方健脾消积散加减。

处方：大黄10g，牵牛子10g，木香10g，干姜10g，鸡内金20g，白芍20g，苍术20g，党参20g，吴茱萸10g，砂仁10g，肉桂

10 g，红枣（去核）10 g。15 剂，水煎服。每日 1 剂，早晚分服。

7 剂后病人胃痛缓解，头痛减半；前后服药 30 余剂，病人身体无明显不适。

5. 健脾消积散止恶性淋巴瘤颈部胀痛

一患有恶性淋巴瘤的老年女性病人，经济困难，无法承担化疗费用。来诊时症见颈部胀痛，妨碍饮食，并牵扯左耳疼痛，咽部不适，口苦，颈部、腹股沟等处淋巴结肿大，触痛明显，小便可，大便秘结，3~5 日一行。舌质紫暗，苔白厚，舌下络脉瘀，脉弦数。按《金匮要略》言，按之痛者，当为实证。辨属寒积毒结，处方健脾消积散加减。

处方：大黄 10 g，牵牛子 10 g，制吴茱萸 10 g，浙贝母 15 g，鸡内金 20 g，白芍 20 g，苍术 20 g，党参 20 g，炮姜 20 g，壁虎 15 g，三棱 10 g，莪术 10 g。15 剂，水煎服。每日 1 剂，早晚分服。

耆婆万病丸，每次 0.5 g，每日 1 次，临睡前服。

病人服药后，大便日行 3~5 次，但泻后反而觉得舒服，颈部胀痛略感轻松，食欲好。效不更方，去吴茱萸，加鹿角 15 g，续服 30 剂。

药后，病人大便排出较多黏液，周身舒适。饮食、睡眠均可，颈部胀痛明显好转，肿大淋巴结明显缩小。因家庭经济困难，后停服汤剂，取药耆婆万病丸 2 个月量，回家静养。

后家属代诊取药，说停服汤药后，病人肿大的淋巴结又继续长大，要求再开处方，希望可以"包治"，否则就需要去化疗。我坦诚相告，可以尽力而为，但不能"包治"，还是在当地就诊为好。

临证八法，以汗、吐、下为核心，所谓法不孤起，仗境方生，有是证，用是方。温下一法，乃古时医家一大绝招，但凡脾胃积滞、大便不调者，无论其为大便秘结抑或久泻久利，皆可用之。温补中阳，能使恶心呕吐自止；攻下消积，腹胀腹痛自消，神乎其技也！

我始终认为，治疗每个病症都至少要有三套处方：①钻研经典得来的古方；②拜师学艺，临床跟诊得来的时方；③自己在实践中总结出来的经验方。

在临床中，要摒除杂念，客观判断病情，首先使用经典中记载的千古名方；如果效果不好，可以改用师承的处方；再不效者，才可以用自己的验方。或者将三套处方合在一起，去掉重复药味，使其主次分明，精简至十二味以内，如此也不失为上策。长此以往，不但可以保证疗效，还可以总结出新的经验良方。就如卢老师所说，"背经典，多临床"是走向大医的必经之路。

十五、常见恶性肿瘤治疗方——癌痛十三方

癌症疼痛的病因病机不尽相同，治疗方法也有一定的区别，我根据研究各种医籍和临床的体会，总结出 13 张治疗癌痛的基础方，分享于此，以备读者参考使用。早中期癌症病人，病情相对简单者，可直接用基础方加减治疗，虽不敢说能治愈癌症，但至少可以在一定程度上缓解疼痛，延长生命；中晚期癌症病人，或手术后放疗或化疗后病情相对复杂者，可用辨证方加基础方治疗，大部分情况下可消除疼痛，纠正不适。

1. 二十五味备急丹

主治：本方具有攻毒破瘀而缓解疼痛、抑制病灶生长的作用，通治上中下部一切癌症。各种癌症疼痛皆可在服用基础方的同时加服本方。

处方：露蜂房 100 g，炒僵蚕 48 g，蜈蚣 48 g，壁虎 48 g，皂角刺 48 g，北黄芪 48 g，半边莲 48 g，半枝莲 48 g，巴豆霜 48 g，制马钱子

24 g，清水全蝎 24 g，水蛭 24 g，炒土鳖虫 24 g，甘草泡地龙 24 g，鼠妇 24 g，沉香 24 g，滑石 24 g，人工牛黄 24 g，雄黄（水飞）24 g，红参 24 g，大黄 24 g，炮姜 24 g，干蟾皮 8 张，麝香 4 g，斑蝥（糯米炒，去头翅足）1.5 g。

用法： 制为散剂，装入空心肠溶胶囊，密封保存。每次 1~5 g，每日 1 次，临睡前服。重度疼痛（7~10 级）者，第 1 次服药当以大便泻下 200~600 ml 恶水为度，次日减量，保持大便呈糊状；轻中度疼痛（1~6 级）者，以服药后大便日行 2~3 次，大便呈糊状为宜。

禁忌： 忌食龟、蛇、水鱼、鲶鱼、鳝鱼及油腻辛辣食物，尽量少食牛奶、鸡蛋及海鲜等，饮食以清淡为宜。

本方乃受启于三物备急丸及耆婆万病丸，结合我多年临床体会提炼而成。曾临床试用于数百例癌症病人，其中癌症种类涉及脑肿瘤、肺癌、纵隔恶性肿瘤、肝癌、食管癌、胃癌、胰腺癌、结直肠癌、恶性淋巴瘤、癌症骨转移及妇科恶性肿瘤，以及乳腺癌、鼻咽癌等，疗效满意。

大部分病人服药后，1 周内疼痛缓解，2~3 个月疼痛消失。多数病人病灶会趋于稳定，或生长速度放缓；个别病人病灶缩小。癌症术后长期服用此方，较少出现复发和转移。

2. 加味金蚣丸

主治： 疮毒痈肿、瘰疬、瘿瘤、痰核肿块、骨结核、骨髓炎等。可用于各种癌痛的辅助治疗。

处方： 蜈蚣 90 g，清水全蝎 60 g，炒僵蚕 60 g，炮山甲 60 g（代），炒土鳖虫 90 g，酒乌梢蛇 60 g，制蟾酥 20 g，制马钱子 120 g，雄黄（水飞）60 g，大黄 20 g。

用法：共研细面，炼蜜为丸，如绿豆大，每次服用 5~10 粒，以病人耐受为度。每日 2 次，早晚饭后以生姜水送服。

3. 天麻饮

主治：脑肿瘤、鼻咽癌、喉癌等引起的肿胀疼痛。

处方：天麻 15 g，白芷 15 g，川芎 15 g，黄药子 15 g，大斑蝥 1~3 只，滑石 15 g，清水全蝎 3 g，蜈蚣 1~3 g（冲服），炒僵蚕 10 g，蝉蜕 10 g，燀桃仁 5 g，三棱 10 g，莪术 10 g，党参 15 g，北黄芪 30 g。

用法：水煎服。每日 1 剂，早晚分服。

随症加减：

疼痛剧烈者，加二十五味备急丹，以泻下恶水为度。

脑肿瘤者，加露蜂房 10 g（冲服）、壁虎 10 g。

鼻咽癌者，加辛夷 15 g、苍耳子 7 g、辽细辛 6 g。

喉癌者，酌加诃子 10 g、射干 10 g、石菖蒲 10 g、山豆根 5 g、露蜂房 5 g（冲服）。

骨转移者，加盐菟丝子 30 g、煅自然铜 20 g。

患处肿胀凸起者，当软坚散结，加海藻 15 g、玄参 15 g、浙贝母 15 g、牡蛎 30 g。

舌苔黄燥者，加人工牛黄 1~2 g（冲服）。

有瘀血征者，加三七 5 g（冲服）；或加服大黄䗪虫丸，每次 3 g，每日 3 次。

恶心者，加吴茱萸 5~10 g、生姜 15 g。

剧烈呕吐者，加竹茹 15 g、代赭石 30 g、沉香 5 g。

痰多者，加皂角 5 g、金礞石 10 g。

鼻涕里夹有血丝或血块者，加三七 5 g（冲服）。

头晕者，加菊花 10 g、荆芥穗 10 g。

畏寒、舌苔白腻，或低热者，加干姜 15 g、肉桂 15 g、制附子 15 g。

高热神昏者，加水牛角 30 g，或加服耆婆万病丸 0.5~1 g，以大便泻下恶水为度。

4. 海藻散结汤

主治：甲状腺癌、乳腺癌痛等症。

处方：当归 10 g，赤芍 15 g，北柴胡 10 g，全瓜蒌 30 g，海藻 15 g，牡蛎 15 g，桔梗 10 g，急性子 10 g，干蟾皮 2 张，竹茹 15 g，代赭石 30 g，白芥子 10 g，香附 15 g，蜈蚣 1~3 g（冲服），炒僵蚕 10 g，壁虎 5~10 g（冲服），姜半夏 15 g。

用法：水煎服。每日 1 剂，早晚分服。

随症加减：

疼痛剧烈者，加大斑蝥 2~5 只、滑石 15 g、蛇蜕 10 g、露蜂房 10 g（冲服）。

甲状腺癌者，加黄药子 15 g、当归 10 g。

乳腺癌者，加蒲公英 15 g、王不留行 10 g、漏芦 10 g。

患处肿大者，加玄参 15 g、土贝母 15 g、连翘 15 g。

口苦者，加黄芩 5 g、天花粉 10 g。

气郁者，加陈皮 10 g、射干 10 g。

5. 金蟾合剂

主治：肺癌、纵隔恶性肿瘤等导致的胸闷胸痛、咳嗽痰多等症。

处方：北黄芪 30 g，姜半夏 15 g，党参 15 g，陈皮 10 g，白花蛇舌草 15 g，蜜百部 20 g，干蟾皮 2 张，竹茹 15 g，代赭石 30 g，急性子

10 g，蛇莓 15 g，薏苡仁 30 g，藤梨根 15 g，天葵子 15 g，海藻 15 g，牡蛎 15 g。

用法：水煎服。每日 1 剂，早晚分服。

随症加减：

纵隔恶性肿瘤及肺癌病情急进者，加露蜂房 10 g（冲服）、蜈蚣 3 g（冲服）、炒僵蚕 10 g、蝉蜕 10 g。

肺鳞癌者，佐以清热解毒，加半枝莲 15 g、白茅根 15 g。

肺腺癌者，佐以散结止痛，加青龙衣 30 g、白英 15 g、山慈菇 30 g。

肺小细胞癌者，须以扶正为主，加熟地黄 20 g、盐菟丝子 30 g。

胸闷胸痛者，加全瓜蒌 20 g、薤白 20 g、姜半夏 30 g。

肿块巨大者，加壁虎 10 g、大斑蝥 2~3 只、滑石 15 g。

骨转移者，加鹿角 15 g、炒生菜子 30 g、炒黄瓜子 30 g。

畏寒者，加干姜 15 g、肉桂 15 g、制附子 15 g。

畏热者，加半枝莲 30 g、黄芩 10 g。

口渴者，加麦冬 15 g、天花粉 15 g、石斛 10 g。

大便秘结者，加牵牛子 10 g、皂角 5 g、槟榔 15 g。

痰中带血者，加三七 5 g（冲服）、黄明胶 15 g（烊化）。

痰黄者，加平贝母 15 g、鱼腥草 30 g。

心悸、心动过速者，加牡蛎 30 g、龙骨 30 g、茯苓 30 g。

气喘者，加地龙 15 g、穿山龙 30 g。

胸腔积液者，加赤小豆 30 g、炒葶苈子 20 g、红枣 5 个（去核）、猪苓 20 g、泽漆 30 g、水蛭 1~3 g（吞服）；或加服耆婆万病丸，每日 1 次，每次 0.5~1 g，以保持大便呈糊状为宜。

心功能不全者，加制附子 20 g、炙甘草 20 g、干姜 30 g，在治疗纵隔恶性肿瘤导致的急性心力衰竭时，一般易党参为林下参，加大剂量，用至 60 g。

合并心衰，小便不通者，加当归 35 g、川芎 20 g、升麻 10 g、北柴胡 10 g、红参 5 g，此方出自《外科证治全生集》，主治小便不通，临床常用于多种原因引起的小便点滴而出，或小便闭塞，小腹胀痛，常可获佳效。早年我曾接诊一位病人，肺癌晚期，纵隔转移，并发顽固性心力衰竭，小便点滴而出，病人胸闷胸痛，不能平卧，彻夜难眠，双下肢凹陷性水肿。用温阳利水之法无效，后用此方，病人只吃了 2 剂，小便就能排出来了。又，某前列腺癌病人，小便点滴而出，小腹胀痛，服用此方 3 剂，即小便通畅，疼痛消失。又，试用于肝癌病人，低蛋白血症、顽固性腹水，此方也有一定效果。

6. 钩藤煎

主治： 食管癌胸骨后疼痛、吞咽困难等症。

处方： 黄药子 15~30 g（黄酒 100 ml 兑水，浸泡一宿），续断 15 g，蜈蚣 1~3 g（冲服），炒僵蚕 10 g，蝉蜕 10 g，海藻 15 g，牡蛎 15 g，砂仁 5 g，枇杷叶 15 g，钩藤 15 g，炙远志 10 g，熟地黄 20 g，党参 15 g，当归 15 g。

用法： 水煎服。每日 1 剂，早晚分服。

按： 黄药子味苦平，入手少阴、足厥阴肝经，《开宝本草》载其"主诸恶肿疮瘘、喉痹"。《本草纲目》载其"凉血、降火、消瘿，解毒"。黄药子主要作用为祛邪，常用于甲状腺癌、食管癌、胃癌、十二指肠癌、淋巴瘤、横纹肌肉瘤、宫颈癌等疾病，具有显著的消肿止痛、缩小肿瘤作用，绝非他药所能代替。但因其有一定的肝毒性，故临床使用时应谨慎，不可大剂量长期服用。配伍甘草或当归可制其毒性。使用黄药子时，应定期监测血象，如发现肝功能异常，应立即停药。

孙秉严先生用于治疗晚期食管癌吞咽困难、饮食难下的开关汤，即用黄药子 120 g 水酒煎服，疗效显著。我受其启发，曾自拟"开路饮"，以黄药子佐以当归水酒煎服，更加安全有效。开路饮对食管癌及胃贲门癌有效，一般可较快地解除吞咽困难，消除疼痛等不适。

附：开路饮

①黄药子 120 g，当归 15 g。每日 1 剂，以黄酒 200 ml、水 600 ml，煎取 200 ml。

②斑蝥烧鸡蛋，每日以大斑蝥 3 只，去头、翅、足，塞入 1 个红皮鸡蛋内，将鸡蛋烤干以后，去斑蝥，将鸡蛋研成细末。

服用方法：以①方冲服斑蝥烧鸡蛋，每日 1 剂，小口频服。视身体耐受情况调整用量，一般服用 1~3 剂，待进食顺畅以后，立即改用钩藤煎。

随症加减：

胸骨后疼痛、吞咽困难者，加大斑蝥 3 只、滑石 15 g。

胸闷胸胀者，加九香虫 5 g、沉香 5 g、香附 15 g。

腰痛者，加桑寄生 30 g、核桃仁 15 g、续断 15 g。

呃逆不止者，加柿蒂 15 g、降香 10 g、沉香 3 g。

呕吐者，加旋覆花 15 g、竹茹 15 g、代赭石 30 g。

有瘀血征者，加燀桃仁 5 g、红花 10 g、石见穿 30 g。

吐黏沫者，加益智仁 15 g、海浮石 15 g、诃子 10 g。

痰多黏稠者，加姜半夏 15 g、制南星 15 g、蒸陈皮 10 g。

痰色青黑者，加金礞石 5 g、黄芩 5 g。

昼轻夜重者，加肉桂 10 g、吴茱萸 5 g。

食欲不振者，加鸡内金 15 g、丹参 15 g、焦三仙各 10 g。

气虚乏力者，加北黄芪 30 g、红参 10 g、酒萸肉 15 g。

眠浅者，加炒酸枣仁 15 g、夜交藤 30 g。

入睡困难者，加龙骨 30 g、牡蛎 30 g。

咽喉不适者，加木蝴蝶 10 g、威灵仙 15 g、射干 10 g。

饮食难下者，加知母 10 g、黄柏 10 g、肉桂 5 g。

血虚肠燥者，加肉苁蓉 15~30 g、麻子仁 15 g。

大便秘结者，加大黄 10 g、牵牛子 10 g、槟榔 15 g。

7. 化瘤汤

主治：胃癌疼痛，饮食难下。

处方：黄药子 20 g（黄酒 100 ml 兑水，浸泡一宿），续断 15 g，三棱 10 g，莪术 10 g，燀桃仁 5 g，海藻 15 g，牡蛎 15 g，黄芪 30 g，党参 15 g，姜半夏 15 g，陈皮 10 g，槟榔 10 g，牵牛子 10 g，当归 10 g。

用法：水煎服。每日 1 剂，早晚分服。

随症加减：

剧痛者，加胆南星 30 g、姜半夏 30 g。

胀痛者，加九香虫 5 g。

胃脘隐痛者，加草豆蔻 10 g、佛手 10 g。

属寒证者，加干姜 15 g、肉桂 15 g、制附子 15 g。

泛酸者，加吴茱萸 5 g、黄连 3 g、乌贼骨 15 g。

口腔糜烂者，加干姜 10 g、黄连 5 g。

属热证者，加栀子 10 g、蒲公英 30 g。

有瘀血征者，加燀桃仁 5 g、红花 10 g。

食欲不振者，加鸡内金 20 g、焦三仙各 10 g。

手足烦热者，加女贞子 15 g、墨旱莲 15 g。

大便不畅者，加大黄 10 g、枳实 10 g。

8. 化坚汤

主治：肝癌、胆管癌、胰腺癌之剧烈疼痛，肝功能异常等症。

组方：黄芪 30 g，党参 15 g，黄药子 20 g（黄酒 100 ml 兑水，浸泡一宿），续断 15 g，海藻 15 g，牡蛎 15 g，砂仁 5 g，鸡内金 10 g，三棱 10 g，莪术 10 g，燀桃仁 5 g，制独角莲 30 g，北柴胡 15 g，青皮 15 g，蜈蚣 1~3 g（冲服），大斑蝥 1~3 只，滑石 15 g，牵牛子 10 g，当归 10 g。

用法：水煎服。每日 1 剂，早晚分服。

随症加减：

隐痛者，加川楝子 15 g、赤芍 30 g。

胁痛剧烈者，加大黄 15 g、制附子 30 g、辽细辛 10 g。

肿块巨大者，加急性子 10 g、干蟾皮 1~3 张、竹茹 15 g、代赭石 30 g。

癌栓形成者，加炒僵蚕 10 g、蝉蜕 10 g、清水全蝎 3 g、煅自然铜 20 g。

有出血倾向者，加仙鹤草 30 g、白茅根 30 g、三七 5 g（冲服）、黄明胶 10 g（烊化）。

乙肝病毒 DNA 升高者，加叶下珠 30 g、车前草 30 g、败酱草 30 g、鱼腥草 30 g、白花蛇舌草 30 g。

甲胎蛋白升高者，加五味子 10 g、盐菟丝子 30 g。

伴肝硬化者，加鸡内金 30 g、丹参 30 g、牡蛎 30 g、醋鳖甲 30 g。

有肝硬化结节者，加服鳖甲煎丸，每次 3 g，每日 3 次。

转氨酶升高者，加山豆根 5 g、枸杞子 30 g、五味子 10 g。

有低蛋白血症者，加红参 10 g、北黄芪 30 g、熟地黄 20 g。

阳黄者，加茵陈 60~90 g、栀子 10 g、大黄 10 g、郁金 20 g。

阴黄者，加硝石矾石散 3 g、郁金 20 g。

腹水者，加猪苓 20 g、泽泻 20 g、泽漆 30 g、车前子（包煎）30 g、商陆 10 g、水蛭 1~3 g（吞服）。

腹部胀大如鼓者，加蝼蛄、蟋蟀各 2~5 g，研末冲服，以小便通为度。

小便涩痛者，加白芍 20 g、白茅根 60 g。

9. 青龙合剂

主治： 结直肠癌痛，黏液性脓血便等。

组方： 黄药子 20 g（黄酒 100 ml 兑水，浸泡一宿），地榆炭 15 g，槐花炭 10 g，续断 15 g，藤梨根 20 g，天葵子 15 g，青龙衣 30 g，制独角莲 30 g，三棱 10 g，莪术 10 g，干蟾皮 1~2 张，竹茹 15 g，代赭石 30 g，大斑蝥 2~5 只，滑石 15 g，急性子 10 g，姜半夏 15 g。

用法： 水煎服。每日 1 剂，早晚分服。

随症加减：

疼痛剧烈者，加炒僵蚕 10 g、蝉蜕 10 g、清水全蝎 3 g、蜈蚣 1~3 g（冲服）、露蜂房 10 g（冲服）。

腹胀腹痛者，加赤芍 30 g、牵牛子 10 g。

术后肠粘连者，加北黄芪 50 g、皂角刺 50 g。

放疗、化疗后骨髓抑制者，加紫河车 10 g（吞服）、炙淫羊藿 30 g、盐巴戟天 30 g，鼓舞气血生长。

便黏液脓血者，以通为补，慎用固涩，加巴豆霜 0.25~1 g（冲服）、大黄 10 g、干姜 10 g。

肠道息肉者，加薏苡仁 60 g、制附子 10 g、败酱草 20 g。

腹腔转移者，加猪萸 30 g、海藻 20 g、牡蛎 20 g、天花粉 15 g。

骨转移者，加煅自然铜 15 g、土鳖虫 10 g、鹿角 15 g。

全身多处转移者，此为元气溃败的表现，加红参 15 g、北黄芪 30 g、紫河车 10 g（吞服）。

便秘者，加大黄 15 g、牵牛子 15 g、槟榔 15 g。

纳差乏力者，加红参 10 g、白术 20 g、焦三仙各 15 g。

10. 州都汤

主治：肾癌、膀胱癌、前列腺癌等泌尿系统癌痛。

处方：当归 10 g，赤芍 10 g，土茯苓 30 g，蜜百部 15 g，三棱 10 g，莪术 10 g，红豆杉 10 g，大斑蝥 2~6 只，滑石 15 g，蝉蜕 10 g，蜈蚣 1~3 g（冲服），薏苡仁 30 g，半边莲 15 g，盐菟丝子 30 g。

用法：水煎服。每日 1 剂，早晚分服。

随症加减：

腰痛者，加杜仲炭 15 g、续断 15 g、骨碎补 15 g。

癌栓形成者，加炒僵蚕 10 g、清水全蝎 3 g、露蜂房 5 g（冲服）、煅自然铜 20 g。

小便刺痛者，加海金沙 15 g（包煎）、苍耳子 7 g。

小便排出血块者，加燀桃仁 5~10 g。

小便不畅者，加琥珀 5 g（冲服）、金钱草 30 g。

服药后血尿不止，或小便排出腐烂组织时，慎用三七、蒲黄炭、大蓟炭、小蓟炭等止血药，当因势利导，使膀胱内病邪排尽，可酌加白茅根 60~120 g，或酒大黄 15 g。

畏寒者，加肉桂 15 g、干姜 15 g、小茴香 15 g。

有血瘀征象者，加燀桃仁 5 g、红花 10 g、石见穿 30 g。

湿热毒结者，加山豆根 5 g、苍术 10 g、黄柏 10 g。

食欲不振者，加苍术 15 g、焦三仙各 10 g。

11. 宁坤汤

主治：宫颈癌疼痛、带下恶臭、赤白脓血等。

（据我临床体会，治疗宫颈癌以二十五味备急丹为主方。各种症状反复者，可以宁坤汤为辅助汤剂，随症加减，灵活运用）

处方：莲子 15 g，地骨皮 15 g，茯苓 15 g，土茯苓 30 g，麦冬 15 g，黄芩 5 g，车前子 30 g（包煎），玄参 15 g，金银花 15 g，连翘 15 g，苍术 10 g，蝉蜕 10 g，蛇蜕 10 g，急性子 10 g，北柴胡 10 g。

用法：水煎服。每日 1 剂，早晚分服。

随症加减：

疼痛剧烈者，加露蜂房 10 g（冲服）、大斑蝥 1~3 只、滑石 15 g。

畏寒者，去土茯苓，加炮姜 10 g、党参 10 g、制附子 10 g。

头晕者，加白薇 15 g、菊花 15 g。

心悸者，加龙骨 30 g、牡蛎 30 g、琥珀 5 g（冲服）。

睡眠障碍，加夜交藤 30 g、炒酸枣仁 15 g、远志 10 g。

食欲不振者，加丹参 20 g、鸡内金 20 g、焦三仙各 10 g。

小便短涩者，加灯心草 5 g、竹叶 10 g、滑石 15 g。

带下紫黑者，加三七 5 g（冲服）、水蛭 1~2 g（吞服）、茜草 10 g。

带下腥臭者，加人工牛黄 1~3 g（冲服）或硝石矾石散 3 g（冲服）。

子宫出血淋漓不断者，加荆芥炭 15 g、艾叶炭 15 g、黄明胶 15 g。

大出血者，加红参 15 g、炮姜 5 g、地黄 120 g，加服云南白药，每日 1 瓶（4 g），分 4 次服。

12. 桑椹汤

主治：卵巢癌痛。

处方：当归 15 g，川芎 15 g，赤芍 15 g，熟地 20 g，盐桑椹 15 g，肉桂 10 g，干姜 10 g，三棱 10 g，莪术 10 g，干蟾皮 2 张，竹茹 15 g，代赭石 30 g，蜈蚣 1 g（冲服），蝉蜕 10 g，蛇蜕 10 g，急性子 10 g。

用法：水煎服。每日 1 剂，早晚分服。

随症加减：

疼痛剧烈者，加大斑蝥 2~3 只、滑石 15 g、牵牛子 10 g。

腰痛者，加杜仲炭 15 g、盐菟丝子 30 g。

畏寒者，加制附子 15 g、炮姜 15 g。

腹部压痛者，加牵牛子 10 g、槟榔 10 g、皂角 5 g。

腹腔转移者，加炒僵蚕 10 g、清水全蝎 3 g、壁虎 10 g。

淋巴结肿大者，加海藻 15 g、牡蛎 15 g。

癌性腹水者，加猪苓 20 g、泽泻 20 g、泽漆 30 g、车前子 30 g（包煎）、水蛭 3 g（吞服）。

口苦者，加栀子 10 g、牡丹皮 10 g、黄芩 5 g。

气虚乏力者，加党参 15 g、北黄芪 30 g。

13. 骨癌合剂

主治：恶性骨肿瘤、癌症骨转移疼痛等。

处方：酒苁蓉 20 g，肉桂 20 g，制附子 20 g，制川乌 10 g，制草乌 10 g，三棱 10 g，莪术 10 g，辽细辛 10 g，当归 15 g，续断 15 g，鹿角

15 g，牵牛子 15 g。

用法： 水煎服。每日 1 剂，早晚分三服。

随症加减：

重度疼痛（7~10 级）者，加制马钱子 0.5~1.5 g（冲服）、大斑蝥 2~5 只、滑石 15 g；病程日久者，再加土鳖虫 10 g、清水全蝎 3 g、蜈蚣 2 g（冲服），同时将干蟾皮用黄酒润湿，表面朝内覆盖患处皮肤，不定时润以黄酒，一般 2~3 小时后疼痛即可缓解。

骨肉瘤者，加壁虎 10 g、酒乌梢蛇 10 g。

病理性骨折者，加炒生菜子 30 g、炒黄瓜子 30 g、土鳖虫 10 g、煅自然铜 15 g。

乏力者，加红参 5 g、北黄芪 30 g。

食欲不振者，加陈皮 10 g、焦三仙各 10 g。

大便秘结者，加枳实 15 g、大黄 15 g、槟榔 15 g。

中篇　癌痛治疗心法

一、中医治癌痛，不是见痛就一味地用止痛中药

中医治疗癌痛，虽有通治方如耆婆万病丸和大黄附子汤，但这两个方子并不是万能的。这两个方子往往对大多数病人有效，但也会对少数病人无效。另外，有些病人对通治方不耐受。比如，大黄附子汤中有细辛，有的病人吃了大黄附子汤后舌头会麻；有的病人吃了耆婆万病丸后会腹痛腹泻。所以，在很多情况下，尤其是病情复杂、多种并发症同时存在时，要辨病或辨证处方，甚至明辨独处藏奸。在这里特别要强调的是，中医治疗癌痛，不是见痛就一味地用白芍、赤芍、延胡索等常规的具有止痛作用的中药，而是要针对疾病进行辨证或辨病选药。这是我治疗癌痛这些年摸爬滚打后总结的经验，也可以说是教训。下面的案例让我刻骨铭心。

1. 一味地用止痛药治疗失败的案例

这是多年前我的一个治疗癌痛失败的案例。一位患有肝癌的老年男性病人，重度腹水，脊柱多发骨转移。病人表现为畏寒，左胁及肩背部疼痛，入夜尤甚，腹部胀大如鼓，小便短少，大便秘结，数日一行。舌苔白腻，脉弦而有力。以我当时的认知，能开出的方子就是大柴胡汤合方牡蛎泽泻散加减。

首诊，大柴胡汤合方牡蛎泽泻散，加醋延胡索 30 g、菝葜 30 g、壁虎 10 g、三七 5 g（冲服）。7 剂，水煎服。每日 1 剂，早晚分服。

复诊时，病人说刚开始吃了 2 剂就不痛了，但再吃就没有效果。我索性把醋延胡索加到了 45 g，7 剂。让人无奈的是，病人复诊时又说刚开始效果好，再吃就不管用了。且每次复诊皆是如此。因此，我一路加码，最后将醋延胡索用到了 70 g，但病人还是说刚开始效果好，再吃就不管用了。

当时，我隐约感觉到使用止痛药不能从根本上控制病情。后来我又尝试了其他几种方法，但疗效始终不尽如人意。遗憾的是，当时的我还不会使用温阳攻下法治疗癌痛，只知道加大止痛药延胡索的量，故不能从根本上控制疼痛。而这正如《黄帝内经》所说的"言不可治者，未得其术也"。

2. 开始用止痛药治疗失败，后经辨病、辨证治疗成功的案例

我还有一个开始用止痛药治疗失败，后经辨病、辨证治疗成功的案例。这是一个肺癌多发骨转移的案例，我印象深刻。一位女性病人，经过十几次化疗后，肺部肿块曾一度消失，但半年前复查发现肺部病灶复发，纵隔淋巴结转移，脊柱胸段及肋骨等处多发转移灶。主要症状是胸闷、胸痛、咳嗽、咯血鲜红，背部剧烈疼痛。

仔细问诊后得知病人平素畏寒，近几个月在三伏天都要盖着棉被，测量体温一切正常。平时爱出汗，一到晚上就大汗淋漓。余无明显异常。

首诊时我以瓜蒌薤白半夏汤加减：全瓜蒌 30 g，薤白 20 g，姜半夏 30 g，制天南星 30 g，醋延胡索 20 g，炒五灵脂 20 g，骨碎补 15 g，煅自然铜 15 g，肿节风 30 g，三七 5 g（冲服），菝葜 30 g，阿胶 10 g（烊化）。15剂，每日1剂，煮取2碗药汁，每日早晚温服。此方是在瓜蒌薤白半夏汤的基础上加了常规止痛药延胡索、五灵脂，治疗骨肿瘤的止痛药骨碎补、煅自然铜、肿节风，以及抗癌兼止痛药三七、菝葜等。病人在服药期间胸痛转为隐痛，咳嗽咯血减少，但仍然背痛。于是我加大了止痛药的剂量，醋延胡索30 g、炒五灵脂30 g，烫骨碎补20 g，煅自然铜20 g，三七10 g（冲服），肿节风60 g，菝葜60 g。15剂。据以往的经验，应用此方应该有效，我信心满满。

病人吃了30剂后，胸闷、胸痛、咳嗽和咯血等症状基本消失，但背部仍然剧痛难忍，继续口服大剂量止痛药，效果并不明显，痛得彻夜难眠，白天疼痛会稍微缓解，病人就趴在床上，昏昏沉沉、半睡半醒。

听到病人这些主诉，我猛然想起《伤寒论》中"少阴之为病，脉微细，但欲寐也"的条文，就想着可以当成少阴病来治疗，对应麻黄附子细辛汤证。再加上癌症骨转移，病人剧烈疼痛，患处漫肿无头、皮色不变，这不正是《外科证治全生集》中所描述的阴疽吗？可用阳和汤一试，即便无效也可以温阳补血，延长生命。有是证，用是方。于是我以麻黄附子细辛汤合方阳和汤辨证加减。

组方分为四部分。①麻黄附子细辛汤：陈麻黄10 g（先煎，去上沫），制附子10 g，辽细辛15 g。②阳和汤：熟地黄30 g，鹿角胶15 g（烊化），炮姜10 g，肉桂10 g，白芥子10 g，甘草10 g。③病人癌症骨转移，故酌加少量辨病用药：土鳖虫10 g，烫骨碎补10 g，续断10 g，煅自然铜10 g。④病人盗汗，故加糯稻根30 g。嘱其每日1剂，煎取3碗药汁，疼痛时代茶饮，每日1剂。当天如果还痛的话，就再煎1剂，一天最多可以喝2剂。

结果，病人吃完第1剂中药，疼痛即缓解，之后每天1剂，7剂服完时，已停服止痛药。病人只吃了 15 剂，疼痛即得到了很大程度的缓解，可以到楼下散步了。

在临床中，用常规止痛药物无效，就必须另辟蹊径。按照经方用药原则，有是证，用是方。在该病案中，麻黄附子细辛汤治表寒，阳和汤温阳养血；土鳖虫、烫骨碎补、续断、煅自然铜等控制骨转移。

3. 正确辨证、辨病用方治癌痛

一位肝区胀痛 4 个月并呈进行性加重的女性病人，在某医院被诊为弥漫性 B 细胞淋巴瘤，先后 2 次住院化疗，病人无法忍受化疗的副作用。来我处就诊时，病人肝区胀痛，恶心，纳差，口干口苦，头晕胸闷心悸，畏热，全身自汗，盗汗，小便黄，夜尿 2~3 次，大便调。舌质暗，有瘀斑，苔薄白，脉沉细弱。既往有肺结核病史。CT 示肝门区团块 75 mm×45 mm，肝 S7 段团块 15 mm×15 mm，右肾上腺肿块 47 mm×47 mm。

当时开的方子，就是小柴胡汤加减，同时配合耆婆万病丸。

病人的表现，符合少阳病提纲"少阳之为病，口苦、咽干、目眩"及四大证"寒热往来，胸胁苦满，默默不欲饮食，心烦喜呕"，故用小柴胡汤。同时配合耆婆万病丸。使用耆婆万病丸，是因为病人肝区胀痛，腹腔多发癌灶。

用小柴胡汤，是辨证用方；用耆婆万病丸，为辨病用方；耆婆万病丸也是通治方。

病人服用后疼痛大减。

该病人之处方分为三部分。①小柴胡汤：前胡 15 g，法半夏 10 g，生姜 10 g，红枣（去核）10 g。按小柴胡汤七种加减法，腹中痛者，当去黄芩加赤芍，因病人家境贫寒故改用白芍 20 g；胁下痞硬者，去红枣加牡蛎，因病人纳差，故不去红枣，直接加牡蛎20 g；胸闷者，加瓜蒌15 g；心悸者，加茯苓15 g。②辨病选药：泽漆20 g，猫爪草20 g，牵牛子10 g，取其散结之功。③通治方：耆婆万病丸，每次0.5 g，每日2次，早晚饭前30分钟，以生姜蜂蜜水送服。

病人1周后复诊，自诉服药后排出较多大便，后来又排出较多腥臭的黏液状物。纳差好转，口干口苦、头晕、胸闷心悸、畏热、自汗盗汗、恶心等诸症缓解，唯有肝区胀痛略微减轻。小便黄，夜尿1次，大便2~3次。

效不更方，加三棱、莪术各10 g；易耆婆万病丸为二十五味备急丹，每次5 g，每日1次，临睡前服。病人带30剂中药回家服用、静养。该病人服药期间，又排出许多黏冻状大便，疼痛减半。

在临床上还有一种情况，癌症病人在主观上疼痛剧烈，但客观上却非癌性疼痛。如癌症病人伴有腰腿痛，其疼痛为腰椎间盘突出导致的或为坐骨神经痛；胰头癌伴胆囊炎急性发作时，剧烈的上腹部疼痛可能为胆囊炎所致。

例如，某卵巢癌病人，术后3个月复查，肝脏、肾上腺等处出现转移灶，腹膜后有多个较大淋巴结。就诊时，主要症状是腰痛，伴双膝痛，于立冬前后发作，不能久坐，劳累后加重，同时右下腹部手术刀口处偶尔会有牵扯样疼痛，既往有腰椎间盘突出病史。舌质暗，有瘀斑，苔白厚，舌下络脉稍瘀，脉弦。

我当时的处方是鳖甲煎丸、耆婆万病丸和黑白散。病人既往有腰椎间盘突出病史，虽直腿抬高试验阴性，但我仍然怀疑其腰痛为腰椎间盘突出所致。我的临床体会是，癌症疼痛多在夜间加剧，腰椎间盘突出属中医痹证，多在劳累及遇寒后加重。病人腰痛伴双膝痛，于立冬前后发作，不能久坐，劳累后加重，如抛开其为癌症病人，从表现上来看，正是痹症的典型症状。无论其为何病，有是证，用是方，故用黑白散治疗腰痛；鳖甲煎丸和耆婆万病丸是辨病用方。

处方分为三部分。①鳖甲煎丸，用于消散腹膜后肿大的淋巴结，每次 3 g，每日 3 次。②针对癌症转移灶，选用耆婆万病丸，每次 1 g，每日 2 次，早晚饭前 30 分钟，以蜂蜜水送服。③黑白散，通络散结止痛，可治疗腰椎间盘突出症，同时也有辅助抗癌的功效，每次 1 g，每日 2 次，早晚各服 1 次。

病人服药后，腰痛明显好转，腹部疼痛消失。嘱其坚持服用中药，门诊随诊，控制肿瘤发展。3 个月后，病人复查，肝脏和肾上腺处转移灶基本同前，腹膜后肿大淋巴结未见显示。余无明显不适。

4. 识独处藏奸，巧治癌痛

还有一位病人，老年男性，肺癌胸膜转移，两胁疼痛，呈刀割样剧痛，疼痛波及整个胸部，甚至连吞咽口水都感到疼痛难忍。口服吗啡和其他治疗神经痛的药物，往往是刚开始有效，再用就没有效果。吗啡类药物一直在加量，似乎有点效果，但又不能很好地控制疼痛。辨证处方、刺络拔罐、针刺，甚至连使用生马钱子、生川乌、生草乌外敷的路子都试过了，一概无效。

病人胸部刀绞样剧痛，因为不敢吃东西，怕做吞咽动作，身体极度消瘦，已经多日卧床。烦躁，欲怒而不敢怒，欲言而又不敢言，稍微改变体位或咳嗽都会剧痛难忍，甚至在小声说话的时候，肺部震动也会导致疼痛加剧。每天用两手护在胸两侧，面无表情，且面色青黑，每天勉强喝下少许粥水，肚子里空空如也，大便 5~6 日才有 1 次，无攻下的指征。

我将能想到的方法都用了，但没有丝毫效果，此时真是"医之所病，病道少"。病人家属还是苦苦哀求："不管是什么办法，能试的都试试吧，反正人都这样了，活着和死了还有什么区别？"我搜遍了网络，也没有找到可靠的治疗办法。后来，《古今图书集成·医部全录》里面桃核承气汤可治疗胁痛的记载引起了我的注意。病人双手护在胁下，我猜想可能是瘀血停留导致的，就开了 1 剂桃核承气汤，又合方香附旋覆花汤加活血散结通络之品。

处方分为三部分。①桃核承气汤：燀桃仁 8 g，酒大黄 30 g，肉桂 15 g，炙甘草 15 g，玄明粉 15 g（冲服）。②香附旋覆花汤：香附 15 g，旋覆花 15 g（包煎），紫苏子 15 g，茯苓 15 g，姜半夏 25 g，薏苡仁 30 g，陈皮 10 g。③辨病用药，增加软坚散结、活血通络之功：壁虎 15 g，三七 10 g，醋鳖甲 15 g，青皮 10 g。正常情况下壁虎、三七常研末冲服，但病人疼痛剧烈，连做吞咽动作都会疼痛加剧，所以加大用量改入煎剂，避免因服药而徒增无谓的痛苦。

意想不到的是，病人仅服用 1 剂，疼痛就开始缓解，当天还吃了艇仔粥。服完 3 剂，病人主动停服吗啡类镇痛药，精神面貌大为改观，一日三餐可以正常进食。

二、癌痛须辨寒热

1. 十个癌痛八个寒

孙秉严老中医曾统计癌症病人的体质类型，发现体质属于寒证的占 82%，体质属于热证的仅占 18%。癌症病人大多有慢性病史，存在不同程度的阴阳失调、气血不和或痰湿瘀阻，最终导致癌症的发生。根据我的临床观察，在各种癌症病人中，无论老少，皆以寒凝血瘀者居多。程钟龄在《医学心悟》中明确说道，凡是"口不渴，或假渴而不能消水，喜饮热汤，手足厥冷，溺清长，便溏，脉迟"，具备一症，便是阳气不足、阴寒之证。

我们在临床上也发现，治疗剧烈的癌痛，需要用到祛毒破瘀攻下的药物。但在病人阳气虚弱时，又经常会出现寒热错杂，或阴寒为本、虚热为标的证候。寒热错杂时，如果一味攻邪，就会损伤阳气，不攻邪又难以解除疼痛症状。

以肝癌为例，我曾接诊一位男性老年病人，其平素嗜酒，半年前出现肝区隐痛、恶心、食欲不振、乏力等症状。经某医院检查，诊为肝脏占位性病变，某大学附属肿瘤医院行肝扫描，诊为肝脏恶性肿瘤。医生建议手术治疗，病人家属不愿意接受。

病人平素畏寒，近来畏寒及畏热交替出现，体温常在 38.5 ℃左右，身体日渐消瘦，右上腹部疼痛，面色晦暗，厌食油腻，乏力消瘦，精神萎靡，大便干结，数日一行。全身皮肤及巩膜黄染，黄色鲜明，略带晦暗。肝大，右肋下 5 指可扪及，且凹凸不平，质地坚硬。舌质紫暗，苔白腻，舌下络脉怒张，脉弦滑有力。

病人表现为畏寒及畏热交替出现，体温 38.5 ℃，正是《伤寒论》所说的"寒热往来"，故选用小柴胡汤；平素畏寒，是阳虚寒凝，属理中汤证；肝大，且质地坚硬，是《金匮要略》所说的"疟母"，当用鳖甲煎丸；平素畏寒，右上腹部疼痛，大便秘结，数日一行，证属寒积，要使用耆婆万病丸，只要大便一通，病人疼痛就会缓解。前面二法，是辨证方；后面二法，为辨病方。

处方分为六部分。①小柴胡汤：前胡 25 g，法半夏 15 g，生姜 10 g，红枣（去核）10 g。按小柴胡汤七种加减法，腹中痛者，当去黄芩加赤芍 30 g；胁下痞硬者，去红枣加牡蛎，因病人纳差，故不去红枣，直接加牡蛎 20 g。②理中汤：小柴胡汤中亦含有参、草，按照合方的原则，二方相合，同一味药，要以大剂量者为准，又，病人喜欢饮酒，但平素畏寒，当属陈寒痼冷，故理中汤中用炙甘草 20 g，党参 20 g，麸炒苍术 20 g，干姜 20 g，再加肉桂 20 g，以增强温阳散寒的效果。③古法鳖甲煎丸，每日 3 次，每次 3 g，以汤药冲服。④辨病选用三棱 10 g，莪术 10 g，砂炒干蟾 15 g，土鳖虫 10 g，三七 5 g（冲服），水蛭 1 g（吞服）。⑤病人有黄疸，阳黄之中略带阴黄，故加硝石矾石散，每日 1.5 g，每日 2 次。⑥耆婆万病丸，每日 1 次，早饭前 30 分钟，以生姜蜂蜜水送服 1 g，如 2 小时后没有大便，再服用 1 g，喝 60 ℃的生姜蜂蜜水一大杯，至大便通畅为止，当天不再服用此药。

病人 1 周后复诊，自诉大便通畅，开始排出很多干硬发黑的粪便，后来又拉了腥臭的黏液，虽然感觉疲惫，但是肝区已经不痛了，之后也没有发热。嘱其每日服耆婆万病丸 1 g，不可擅自加量。服药 2 个月后，病人又排出许多黏冻状物，病情逐渐好转。

1 年后，经某医院复查，病人肝脏肿块同前对比稳定，肝大消失，病人无明显不适，每顿可以吃两碗饭，能从事一般的体力劳动。

此例肝癌病人，其证为寒热错杂，既有中焦阳气的不足，寒积为患，又有正邪相争，发热为标。所以在治疗上既用理中汤温阳散寒，也用小柴胡汤驱散外邪，还用鳖甲煎丸软坚散结、耆婆万病丸驱毒破瘀温阳攻下，既治标，又治本。

2. 癌痛辨证用药心得

寒证病人，大多素体虚弱，癌症恶化快，疼痛常剧烈，需要长时间服用中药，否则病情容易反复，有些病人连续服药 3~5 年，个别人甚至连续服药 10 余年都不敢完全停药。

肾为相火，脾属中阳，阳虚则阴寒盛，寒性收引，则患处疼痛剧烈，故辛热散寒之药必不可少。寒证常用的药物，大多是温补脾肾之品。干姜、肉桂、制附子、高良姜、姜半夏、盐菟丝子、党参、苍术、白术等药最为常用。寒证明显，疼痛剧烈，身体魁梧者，干姜、肉桂各用 20~30 g；身体瘦小，略有阳虚，其痛隐隐者，干姜、肉桂可以各用 10~15 g。

癌痛病人属于热证的，一般来说身体状况较寒证会好很多，中药治疗效果也更好。热证常用的药物大多是清热解毒之品，白花蛇舌草、半枝莲、蒲公英、金银花、连翘、冬凌草、天葵子、胆南星等较为常用。

证候寒热错杂者，治疗的关键是要辨清寒热的主次。如果病人表现为热多寒少，口燥咽干，口渴又喜热饮，血常规检查白细胞计数上升，平素略有畏寒，当以滋阴增液为主，辛温祛寒为辅，如天花粉、麦冬、石斛之中佐以少量干姜、肉桂即可。若病人寒多热少，平素畏寒，虽患处疼痛，但多不剧烈，白细胞值正常或轻度上升，略有咽干口燥，口渴喜热饮，饮不多者，要以温阳散寒为主，滋阴为辅，可以理中汤加少量天花粉、麦冬、五味子等。还有一部分病人，有多种慢性病史，经常反复就医，最后发展为癌症。这类病人，大多是寒多热少，痰瘀互结，集多种并发症于一身，症见各种疼痛及不适，伴有平素畏寒，四末欠温，咽干口燥，口渴喜热饮，饮量却不多。当以温阳化瘀为主，滋阴为辅，如理中汤中加砂仁、三七、水蛭，佐以少量天花粉、麦冬、石斛等。纠正阴阳偏颇，即可消除疼痛。

3. 静坐养生法补充阳气，降低癌症发病率

癌症的发病与阳虚寒凝和痰饮瘀血有密切关系，如果我们在癌前病变期间有意识地温阳散寒、活血化瘀，就能降低癌症的发病率，达到预防癌症的目的，也符合"上工治未病"的思想。通过多年临床实践和自身的体会，我们从古籍中发掘出一套补充阳气的功法——静坐养生法。现在有许多人采用我分享的这个方法，每天早上练习静坐。

我的一个学生的外公，60 余岁，长期胸部隐痛，起初还以为是冠心病，影像学提示肺部占位性病变，且病灶周围呈毛刺样生长，被诊为肺癌。老人家的儿子也是医生，看了检查结果，也知道不是病性不佳，决定保守治疗。我们先用截根疗法疏通经络，又以理中丸合方瓜蒌薤白半夏汤冲服岐黄散，仅复诊 2~3 次，病人胸痛就明显缓解，体力大幅好转。之后病人每年服用 2~3 个月汤剂。我嘱咐病人每天要坚持静坐，长期服用岐黄散和耆婆万病丸。连续 3 年定期复查，病人病情基本稳定。跟他同一个月发现肺癌的病友，还不到一年就已经作古了，但该病人现在还可以爬山，到菜园去种菜。

去年北京某知名三甲医院的肿瘤专家对我说，他患有慢性乙型肝炎，前几年体检发现肝部多发肝硬化结节，这两年经常肝区疼痛，呈进行性加剧，明显怕冷，他怀疑已经发展成肝癌了，问我中医有没有什么好办法。我告诉他，首先要恢复机体的阳气，其次才是治疗肝病。他采用我说的方法，每天早晨静坐，同时以小柴胡汤合方理中汤加减送服鳖甲煎丸，并决定 1 年之后复查。

1 个月前，他在电话里兴奋地告诉我，他终于鼓起勇气去做了核磁共振，结果非常惊人，才 1 年时间，他肝脏里所有的结节都消失了。以前肝区疼痛，现在不疼了；以前手脚冰冷，现在手脚都暖和了；以

前形体消瘦，现在人变胖了；以前面色晦暗，现在面色红润。在他看来，这是不可能的事情。

另外，我的一位朋友是大学教授，患有高血压、脑动脉硬化，还有冠心病和早搏。他60多岁时开始练习静坐，在八十高龄的时候，还健步如飞，爬山时很多随行的年轻人都累得气喘吁吁，而老人家却谈笑自若，未见丝毫疲惫之态。

许多疾病，只要掌握正确的方法，甚至不需要花一分钱，就可以有效防治，关键在于坚持。

附：静坐养生法

（1）结跏趺坐

早晨醒来以后，先不说话，静心凝神，摒弃杂念，面对太阳的方向，全身放松，盘腿端坐。双眼半开，以能看至前方三米左右的距离为宜。舌尖轻舔上腭。

（2）叩齿三十六通

口唇微闭，心神合一，然后使上下牙齿有节奏地互相叩击，铿锵有声，一般以36次为宜，力度可根据牙齿的健康程度而定。同时，要将口中的津液咽下以补养肾精，久而久之，元气充沛，阳气充足。

（3）静坐

叩齿后，心无旁骛，顺其自然，放松身心，端坐。静坐时间以30分钟为宜，或待身体稍感疲惫时起身。

三、治疗癌痛，自始至终要"保胃气，存津液"

胃主受纳，腐熟水谷；脾主运化和吸收。若无胃气，则人体气血津液无从化生，机体所赖以生存的物质匮乏，生命就难以为继。百病皆然，非独癌痛。所以，治疗癌痛，自始至终要"保胃气，存津液"。

某病人，男性，60岁，3个月前因上腹部疼痛，嗳气，全身皮肤黄染，伴乏力、消瘦、黑便等，就诊于某人民医院，被予奥美拉唑等药物治疗后，症状稍缓解。后因上腹部剧烈疼痛及全身皮肤黄染加重，腹部B超及MRI检查发现胰头占位，CA199 56 U/ml，剖腹探查发现肿物蔓延，侵犯大血管，已无法手术切除，诊为胰腺癌晚期，只行"胆肠吻合术"，医生告知病人已无法治疗。

来我处就诊时，病人精神萎靡，需人搀扶方可行走，上腹部疼痛，服止痛药可缓解，伴纳差，恶心，每次可进食半碗稀饭，口干，喜热饮，二便调。发病以来体重下降约15 kg，既往有复合性胃和十二指肠溃疡病史10余年。形体消瘦，面色黧黑，口唇紫暗，巩膜重度黄染。舌质暗红有瘀斑，苔黄腻，脉沉弦。

口干、恶心、纳差符合少阳病之征象；上腹部疼痛，正是"胸胁苦满""若腹中痛"；胰腺占位，符合小柴胡汤七种加减法之"若胁下痞硬者"。病人每日只可进食少许稀粥，脾胃虚弱，元气溃败，此时需全力"顾护胃气"，有胃气在，人就在，故选用六君子汤；凡是肝脏及胰腺之癌均应养血理血，以控制病情发展，缓解疼痛，故选用胶艾四物汤。小柴胡汤及六君子汤，是从和解入手疏肝健胃，为辨证方；胶艾四物汤，为辨病用方；二十五味备急丹，是辨病用方，亦是通治方，针对病人上腹部肿瘤。

处方：北柴胡15 g，法半夏15 g，党参15 g，黄芩5 g，赤芍15 g，牡蛎20 g，白术15 g，茯苓15 g，陈皮10 g，当归15 g，酒川芎15 g，熟地黄20 g，黄明胶10 g（烊化），艾叶炭15 g，草豆蔻10 g，砂仁5 g，鸡内金20 g，丹参20 g，三七10 g，水蛭5 g，炙甘草10 g，生姜

10 g，红枣（去核）10 g。水煎服，每日 1 剂，早晚分服。

二十五味备急丹，抗癌镇痛，抑制肿瘤生长，每次 3 g，每日 1 次。

病人家属要求带药 30 剂，回江西静养。

1 个月后，病人家属告知，服药 1 周，病人上腹部疼痛消失，胃口明显好转，每顿能吃 1~2 碗米饭，后因家境困难，无力支持药费，故而放弃治疗。维持半年，病人都能吃下饭，也没有发生过疼痛。

胃癌病人，不管手术与否，胃组织都会遭到严重破坏，脾胃功能受到广泛影响。胃癌晚期，病人进食困难，甚至朝食暮吐，或食入即吐，即中医说的胃气将绝。守住胃气，病人就可以进食，吸收营养物质，无论对于术后康复，还是消除疼痛，带瘤生存，都有积极意义。反之，一旦胃气衰败，身体所需的营养物质匮乏，生存和治疗都会受到影响，生命必将走向终结。

某病人，女性，70 余岁，因黑便入某大学附属医院检查，被诊断为胃癌晚期，肝脏和胰腺转移，在医院住了 2 个月。病情日渐危重，每顿只能吃少许稀粥，血红蛋白 60 g/L，周身肌肉酸痛，彻夜不能入睡。

来我处就诊时，病人面色苍白，消瘦乏力，胃脘部刺痛，恶心，纳差，小便可，大便干燥，数日一行。既往有地中海贫血病史。诊其六脉沉细，舌淡，苔薄白，颜面浮肿。

病人已病入膏肓，胃气将绝，唯有守住胃气，或有一线生机。《金匮要略》说"虚劳里急，诸不足，黄芪建中汤主之"，故当时处方如下：

黄芪 20 g，肉桂 20 g，赤芍 30 g，红参 10 g，西洋参 10 g，豆蔻 10 g，砂仁 5 g，炙甘草 20 g，生姜 30 g，红枣（去核）5 枚，蜂蜜 200 g。15 剂，水煎服。每日 1 剂，代茶饮。

嘱病人先把胃口调整好，多吃新鲜的蔬菜、水果和五谷杂粮。病人服药后，胃脘部疼痛及周身肌肉酸痛、乏力等症日减，食欲渐增，加服岐黄散。病人前后服中药 500 余剂，岐黄散约 4 kg，身体无明显不适，仅贫血时有反复，血红蛋白波动于 90~120 g/L。维持 3 年后，病人因心脏病去世。

病人女婿与我相识，闲聊时曾谈到，某次我们医院放假的时候，老太太的侄子去其他医院过方子，一位老教授看到黄芪建中汤，就笑着说："我过方子可以，不过我得先告诉你，这个方子根本治不了病，出了问题我可不负责任。"这位教授并不知道，老人家服了汤药以后，疼痛消失，各种不适逐渐解除，血红蛋白也升到了 100 g/L。老太太患癌症后能活这么多年，黄芪建中汤功不可没。

一般来说，干蟾皮、仙鹤草、乳香、没药等均有抗癌止痛作用，但对消化道有一定的刺激性，容易导致恶心呕吐。凡是脾胃虚弱、恶心呕吐的病人均应慎用。

干蟾气味腥臭，干蟾皮用到 2 张，或砂炒干蟾用到 30 g，部分病人就会出现呕吐现象。其呕吐特点是，多在服药后 1~3 个小时，稍有活动就直接将胃内容物从口中喷出来。因干蟾具有较强的抗癌止痛功效，所以不能因噎废食。大量使用干蟾时，可以配伍竹茹、代赭石，以消除其不良反应。但是无论如何，对于恶心呕吐的病人，原则上要慎用干蟾；仙鹤草用到 30 g 以上时，具有一定的抗癌止痛和止血作用，但异味较大，平时很少吃中药的病人，可能闻到仙鹤草的味道就会恶心呕吐；乳香、没药具有良好的止痛作用，但其对消化道有一定的刺激性，容易导致恶心呕吐，或胃脘部疼痛。

另外，晚期癌症病人，既有疼痛难忍，又有脾阳衰败，剧烈呕吐不止，饮食不进者，暂时不要急于止痛，务必先护胃气。可暂用干蟾皮外敷镇痛，内服理中六君子汤，通常服用3~5剂即可见效。待胃气恢复以后，再辨证解除疼痛。

理中六君子汤组成：熟地20g，茯苓15g，山药15g，陈皮10g，姜半夏15g，红参10g，白术15g，竹茹15g，代赭石15g，草豆蔻10g，吴茱萸5g，炙甘草10g，生姜15g，红枣（去核）5个。水煎服，每日1剂，小口频服。

久病者，加山萸肉15g、金樱子15g。

综上所述，顾护胃气是中医治疗癌痛必须遵循的原则。《名老中医之路》中说，《伤寒论》的核心就是"保胃气，存津液"。一味地抗癌止痛，无异于饮鸩止渴，即便能暂时止痛，病人也将命不久矣。临床处方，有时要抗癌与扶正同时进行，通过积极合理的治疗，消除病人的疼痛，延长其生命周期。

四、治疗癌痛的八字真言——全程扶正，适当攻邪

有位名医，他自己既是癌症病人，又是肿瘤专家，自患癌开始已生存近二十年，他总结的治疗癌症的秘诀就是不断扶正，适时攻邪。就治疗癌痛而言，何时扶正，何时祛邪，是治疗的关键。以我治疗癌痛的肤浅体会，总而言之，也只有八个字，我称之为八字真言，即"全程扶正，适当攻邪"。具体实施又分以下几种情况。

1. 体壮邪实，以通为补

这种情况常见于早中期癌症病人。病人素体强壮，患处剧烈疼痛，便秘或虽有大便但不通畅，脉弦长有力，或弦、紧、滑、数等。此类邪盛正也不虚的实证病人，只可攻不可补，邪去则正气自安。如迁延

时日，不但病邪日深，渐成燎原之势，而且暗耗气血，使正气式微。坐失治疗的大好良机，悔之晚矣！

我曾远程指导过一位老年病人的治疗，该病人女性，78 岁，被确诊为卵巢癌，右侧卵巢病灶为 130 mm × 70 mm。入某医科大学附属医院住院治疗，病人下腹部剧烈疼痛 5 天，腹部胀大，小便短少，颜色深黄，大便秘结，已经数日未行。

病人躺在病床上，用双手护着小腹部，稍有触碰即剧痛难忍，更不敢下床活动，注射止痛剂也只能镇痛 2~3 个小时，每日只能进食稀粥少许。医院评估病情后，认为该病人年龄太大，恐怕上了手术台就下不了手术台了，又没有其他办法可以止痛，建议病人回家静养。入院才五天，家属就签收了好几张病危通知书。

在视频里，我见病人虽略显消瘦，但声音洪亮，且问询得知其素体强壮。舌质暗红，苔黄厚腻，痰浊瘀血、湿热胶着之象非常明显。因其正气尚可支撑，拟先攻其邪以治标，采用耆婆万病丸治疗，遂嘱咐病人家属，收到药后，立即让病人服用，第 1 次服 2 g，以少许黄酒为引，如 2 小时内大便未通，便再服 1 g，直到大便通畅为止。大便通后，当天不再服药。

病人只服用了 1 次耆婆万病丸，大便即通，先是硬如羊粪的黑色大便，之后就是夹杂着稀水的蛋黄大小的块状粪便，最后拉出黏糊糊的果冻状便，腥臭难闻。第二天又拉出了许多恶臭难闻的粪便。

电话里，病人家属告知，病人大便通畅以后，当天就不用打止痛针了，还喝了一碗粥，病人边吃边说："我这肚子怎么装了这么多东西呢？难怪会疼得死去活来的！"嘱病人以香砂养胃丸每次 30 g，煎水早晚分服。同时将耆婆万病丸减量，每日 0.5 g，早晚分服；1 周后，改为每日 1 次，每次 0.25 g，早晨空腹以生姜红枣水送服。

3 个月后，病人来门诊就诊，逢人便讲"世上只有中医好，是中医救了我的命"，讲中医是如何把她从鬼门关里拉回来的传奇故事。半年后复查，病人卵巢病灶缩小至 92 mm×110 mm×98 mm，1 年后复查病灶缩小至 48 mm×29 mm。该病人坚持服药，定期到门诊复诊，迄今已 2 年余，身体无明显不适。

该病人年事已高，但元气充足。虽远程诊断，不能诊脉，但是从症状来看一派大实之象，故先以耆婆万病丸攻之，待大便通畅以后，逐渐减量，再以香砂养胃丸顾护胃气而收全功。精准运用古方，且攻补有序是该案治疗成功的关键。

2. 虚实夹杂，攻补兼施

中晚期癌症病人疼痛相对剧烈，往往既往有慢性病史又有手术、放疗、化疗后导致的气阴两亏，病人貌似强健，饮食体力均不逊于常人，但面色晦暗，舌下络脉怒张，脉沉迟、细涩、浮芤，或促、结、代等，便秘，或虽有大便但不通畅，已隐显气血衰败之机，必须谨慎处理。

此类病证多虚实夹杂，寒热错杂，正邪斗争剧烈，虽难分高下，但正气已经相对不足，当行攻补兼施之法。攻邪的同时要配伍扶正的药物，常用北黄芪、人参、党参、苍术、白术、熟地、红枣等，常用剂量为 15~30 g。

某男性肝癌病人，50 余岁，既往有慢性乙型肝炎病史 20 多年，曾用中西药间断性治疗多年，症状时好时坏，后因体重突然下降、巩膜黄染、右胁疼痛到医院就诊，发现肝右叶占位性病变。某大学附属肿瘤医院检查示甲胎蛋白 430.6 μg/L，乙型肝炎病毒 DNA 定量

1.79×10⁴ IU/ml，谷丙转氨酶 568 U/L，谷草转氨酶 590 U/L，γ-谷氨酰转肽酶 1003 U/L，总胆红素 60.2 µmol/L，白球比（A/G）1.0。上腹部 MRI 平扫＋增强示肝脏 s8 近膈顶结节 2 枚，考虑小肝癌；结节型肝硬化，肝内多发肝硬化结节。肝脏硬度 21.9。医院建议行小肝癌切除术，但病人及家属畏惧手术，拒绝治疗，要求中医保守治疗。

出院后病人服用恩替卡韦维持治疗。因病人曾有亲戚患肝癌后化疗 2 个月即病逝，所以病人非常恐惧化疗，从此辗转求医问药，后经同事介绍到我门诊就诊。初步诊断：肝脏恶性肿瘤；肝硬化（肝功能代偿期）；慢性乙型肝炎（小三阳）。

病人形体健硕，面色晦暗，唉声叹气，面目及巩膜黄染，右胁闷痛，厌食油腻，食欲欠佳，伴口干口苦，小便黄，大便时有稀薄。舌质紫暗，有瘀斑、瘀点，苔薄黄，脉弦稍涩。病证合参，拟小柴胡汤合方鳖甲煎丸、岐黄散加减。

口干口苦，是少阳病，故选用小柴胡汤；结节型肝硬化，肝脏硬度 21.9，是《金匮要略》所说的"疟母"，当用鳖甲煎丸；肝脏 s8 近膈顶结节 2 枚，考虑小肝癌，使用岐黄散。小柴胡汤为辨证方，鳖甲煎丸及岐黄散为辨病方。

处方分五部分。①小柴胡汤：柴胡 15 g，法半夏 10 g，党参 20 g，炙甘草 10 g，黄芩 5 g，生姜 10 g，红枣（去核）10 g。按小柴胡汤七种加减法，若胁下痞硬，去红枣加牡蛎，病人纳差，故不去红枣，直接加牡蛎 30 g；若腹中痛，去黄芩加芍药，该病人疼痛不是很剧烈，使用鳖甲煎丸时不用芍药亦可。又，病人口干口苦，小便黄，苔黄，热象明显，故黄芩不必去掉。②有胃气则生，无胃气则死，对于癌症病人，当时刻顾护胃气，故选用炒鸡内金 30 g，鸡矢藤 30 g，仙鹤草

30 g。鸡矢藤为《黄帝内经》十三方之鸡屎澧，李时珍认为鸡屎澧是鸡屎的发酵品，但有医家考证鸡屎澧当为鸡矢藤，故我常用鸡矢藤治疗肝硬化，疗效满意。③取鳖甲煎丸之意，加醋鳖甲 30 g，鼠妇 20 g，以软坚散结、活血利水。④病人转氨酶升高，需滋养肝肾、养肝行血，故选用枸杞子 20 g，酒丹参 30 g。⑤辨病选药控制肝癌病灶，用水蛭 5 g，壁虎 10 g，砂炒干蟾 10 g，土贝母 15 g。处方 15 剂，每日 1 剂，水煎取 2 碗，早晚分服。

二诊，病人药后平稳，肝区疼痛缓解，食欲好转，乏力改善。症见舌下络脉紫黑，效不更方，更加活血化瘀散结之品，以祛除有形实邪，原方加当归 10 g、胆南星 10 g、燀桃仁 5 g、三七 5 g（冲服）、半边莲 15 g。15 剂，继续服用。

三诊，病人疼痛消失，食欲明显好转，精神气色与初诊时判若两人。自述回家服用中药后，病情日渐好转，已无明显不适，体重增加了数公斤（1 公斤等于 1 千克）。病人及家属深信中医疗效确切。查体：舌质红，苔薄白，舌下络脉瘀象已不明显，脉弦。为巩固疗效，嘱其坚持服药，务必戒酒，清淡饮食，多食蔬菜、水果及各种粗粮，每天 22 点前休息，每日散步 10000 步。因久病多湿邪留恋，故原方加豆蔻 5 g、藿香 10 g，芳香化湿醒脾，促进脾胃运化以补后天。30 剂。

坚持治疗 1 年，病人自觉健康如常，无不适。至某大学附属肿瘤医院复查，甲胎蛋白 6.2 μg/L，乙型肝炎病毒 DNA 定量 <100 IU/ml，肝功能一切正常。MRI 示肝 S8 近膈顶处病灶 2 枚，较大结节基本同前，较小结节现未明确显示，肝脏实质回声均匀，肝脏无明显增大或缩小。肝脏硬度 14.1。建议定期 MRI 复查。

病人及其家属确信中医疗效确切。改汤剂为古法鳖甲煎丸，每次

3 g，每日 3 次。该病人已带瘤生存 4 年，无明显不适，恢复工作。定期复查，肝肾功能一切正常，MRI 示病灶稳定。目前仍定期服药。

该病人痰瘀互结，阻滞肝络，肝功能严重受损，甲胎蛋白及 γ-谷氨酰转肽酶升高多达 10 倍，不通则痛，治疗时以小柴胡汤合方鳖甲煎丸为主，寒热并用，攻补兼施，故而可解除疼痛，逐渐缓解各种不适，使肝功能恢复正常，实现在无痛状态下带瘤生存。

我还曾治某女性病人，50 余岁，被某肿瘤医院诊为纵隔恶性肿瘤，已行多次化疗，病情控制 1 年余，后发现左侧锁骨上淋巴结肿大，并连接成片，肿块体积约为 39 mm×22 mm×40 mm，边缘略红，颈部疼痛，妨碍饮食，触诊轻度压痛，肿块与周围组织粘连，活动度差。

病人有几个亲戚得了癌症，采用化疗、放疗后不久便离开人世，因此她非常恐慌，在丈夫的再三劝导下，开始尝试中医治疗。

刻下，病人左锁骨上淋巴结肿大，疼痛，妨碍饮食。伴泛酸，口干，多汗，畏寒。二便调。舌质暗有瘀斑，边有齿痕，苔白滑。脉弦细。拟方六君子汤合方牡蛎散加减。

处方：党参 10 g，白术 10 g，法半夏 10 g，陈皮 10 g，茯苓 10 g，炙甘草 10 g，牡蛎 20 g，猫爪草 20 g，冬凌草 20 g，北黄芪 20 g，浮小麦 20 g，麻黄根 20 g，牵牛子 10 g。每日 1 剂，水煎，早晚分服。

二十五味备急丹，每次 5 g，临睡前服。

本例采用攻补兼施的治疗策略。六君子汤顾护胃气；牡蛎散收敛止汗；猫爪草化痰散结、解毒消肿，冬凌草清热解毒、活血止痛，二者皆是治疗肿瘤的要药；牵牛子泻水逐饮、攻下癌毒，可迅速消肿止痛。

1 周后复诊，病人左锁骨上淋巴结较前缩小约 1/2，疼痛骤减。病人带来既往检查结果，γ－谷氨酰转肽酶明显上升。据我多年临床体会，γ－谷氨酰转肽酶上升的病人，大多伴有肝气郁滞。故处方加枳壳、郁金等疏泄之品，效不更方，再加青龙衣 30 g、大斑蝥 3 只、滑石 15 g，增强抗癌镇痛之力。

3. 形销骨立，九补一攻

癌症晚期病人，正气明显不足，大多隐隐作痛，当行九补一攻之法，以扶正为主，少量祛邪，切忌急功近利。倘若大攻大破，则覆水难收。

以巨块型肝癌为例，虽身疼痛，亦不可大量使用切削攻伐之品，此时只可大补元气、益肝健脾，适当佐以化痰逐瘀之品，缓缓图之。

如某肝癌病人，中年男性，农民，被当地人民医院诊为原发性肝癌，占位 60 mm×120 mm，肝功能基本正常。确诊之初即由家属代为取药。没有见到病人，不知虚实，但来人强调病人近期明显消瘦，体重已经不足 50 kg，目前还可以散步，只是走不太远。上腹部疼痛，每顿能吃半碗饭，大便干，1 周 1 次，有时还要使用开塞露。

考虑病灶较大，必历时多年，暗耗气血，加之病人平素也不注意保养，必是元气大伤。遂拟疏肝健脾，采用小柴胡汤合方六君子汤。治以温阳、破瘀、祛毒、攻下，用耆婆万病丸。

处方：前胡 25 g，赤芍 30 g，牡蛎 20 g，红参 20 g，茯苓 20 g，苍术 20 g，陈皮 15 g，法半夏 15 g，草豆蔻 10 g，鸡内金 20 g，丹参 20 g，焦三仙各 15 g，三七 5 g（冲服），水蛭 1 g（吞服），土鳖虫 10 g，炙甘草 20 g，生姜 10 g，红枣（去核）10 g。每日 1 剂，水煎，早晚分服。

耆婆万病丸，每日 1 次，早饭前 30 分钟，以生姜蜂蜜水送服

0.5~1 g，保持大便通畅，以微溏为度。

病人服药 1 周，上腹部疼痛消失，胃口大增，每顿能吃一碗饭。3 个月后复查，占位缩小为 29 mm×60 mm。后因经济困难，未再服药及接受任何治疗，迄今已维持 6 年，可参加一般体力劳动。

上例癌症病人，虽疼痛并不剧烈，然元气大亏，几至涣散，故以顾护胃气、大补元气佐以祛邪而获救。若只见有形肿块，骤然攻邪，而忽视元气之将绝，大量采用软坚散结、消癥破瘀之品，则纵痛可止而命亦危矣。

又如癌症晚期，低蛋白血症，大量腹水，虽腹部胀痛，度日如年，但绝不可大量使用苦寒攻下之品。肝癌、宫颈癌和卵巢癌晚期常出现大量腹水，均需慎用泻水通便之品，如大戟、甘遂、芫花、芒硝、大黄、牵牛子等。若贸然用之，非但不能有效增加尿量，反而会进一步损伤气血，导致水电解质紊乱，胀痛愈甚。当以温补脾肾为主，利湿化浊、通下利水为辅，缓缓图之。我常用四逆汤或补中益气汤加小剂量大黄、牵牛子等，行九补一攻之法治之，时有获救者。治此大证，必须耐心用药，通常 2~3 个月方可见效。凡急功近利，采用消积、止痛、利水之法者，百无一生。

即便是晚期癌痛病人，在主导思想上还是要立足于祛邪，只不过扶正的力量要加大，扶正的目的是有利于祛邪。在正退邪进的情况下，想靠扶正来消除疼痛几乎是不可能的。

治疗癌痛，扶正祛邪并用的要求是：①年老体弱者；②体质稍弱，非大攻大破不足以解除疼痛者；③病至晚期，体力不支，虽身疼痛，但又无法耐受攻邪镇痛者。以上几种情况，都要扶正祛邪同步进行。常用的扶正药物主要有北黄芪、人参、苍术、白术、茯苓、盐菟丝子等益气健脾补肾之品，以及麦冬、知母、天花粉、熟地黄、阿胶等滋阴补血之药。邪气主要是从大小便出，使用攻下的药物要判断积滞的有无，以大便不通或通而不畅为攻下指征。此外，还要关注病人服药后的反应，以攻下后疼痛缓解、身轻有力、食欲旺盛为顺。反之，则预后不佳。

4. 元气衰败，只补不攻

癌症末期病人，形神尽消，元气衰败，仅存一息，大多隐痛或无明显疼痛，此时唯有温补气血，除此以外别无他法。常用的扶正药物有：红参、党参、西洋参、北黄芪、灵芝、苍术、白术、山药等。

如肝癌末期，虽偶尔疼痛，但不剧烈，即不可贸然使用攻伐之品。脾胃虚弱、纳差腹泻者，可用健脾丸、旋覆代赭汤；脾肾阳虚者，可以用理中汤、济生肾气丸等加减，用量宜小，一般以每味药5~10 g为宜。

我曾接诊一位50岁的女性病人，结肠癌术后3个月复发，已发生肝肾转移，于某医学院附属医院住院，已卧床不起半个多月，腹部阵痛，伴恶心呕吐，每日只能进食稀粥少许，骨瘦如柴，家里人正在为其准备后事。

该病人此时邪气亢盛，正气不支，当先扶正，待正气恢复，再适时祛邪。拟方旋覆代赭汤原方。

处方：旋覆花15 g（包煎），姜半夏10 g，红参10 g，代赭石10 g，炙甘草10 g，生姜15 g，红枣（去核）5枚。2剂。每日1剂，水煎取2碗，小口频服。

病人服完1剂，呕吐停止，可以正常进食；服完2剂，主动要求出院。续前方15剂。元气恢复后，病人又开始剧烈腹痛，即以旋覆代赭汤送服加味金蚣丸。随访半年，病人生活自理，没有再发生过疼痛。

胃癌、大肠癌末期，病人虽身疼痛，但胃气大伤，水药入口即吐，可以暂用温阳化气之法治之。我仿《伤寒论》水逆证，采用五苓散，诸药各5~10 g，又仿张锡纯意，加小量代赭石、姜半夏，以每味3~5 g为宜。嘱病人小口频服，待胃气恢复以后，再伺机解除癌痛。

乳腺癌、宫颈癌、多发性骨髓瘤末期，虽身疼痛，不可贸然攻伐，可以用八珍汤、右归丸、阳和汤、补中益气汤等力挽狂澜。阳和汤中之麻黄、白芥子宜少用，多为1~3 g。待元气恢复后，再行攻补兼施之法，解除疼痛。

综上所述，癌痛剧烈多是实证，如果具备攻下指征，就要祛邪攻下。如果攻下以后还痛，说明攻下不得法，要调整思路，一直攻到不痛为止。如果癌痛突然消失，当仔细甄别是否为元气溃败、回光返照之象，可用少许补益元气之剂，如独参汤、四逆汤等；若疼痛反复，可采取九补一攻之法。相反，如果采用补益之剂后不见疼痛反复，说明病人元气溃败，正虚已极，大多回天乏术，命不久矣！

《医宗必读》说："大实有羸状，误补益疾；至虚有盛候，反泻含冤。"真是过来人的经验之谈。

五、治疗癌痛的和法

《黄帝内经》曰："凡十一脏，皆取决于胆也。"胆者，足少阳经也。人体各脏腑组织器官的正常功能活动，皆有赖于少阳枢机的调节。少阳枢机不利是癌痛发病的重要因素。

"口苦，咽干，目眩""寒热往来，胸胁苦满，默默不欲饮食，心烦喜呕"，是少阳病提纲三证及少阳四大证，一般来说，只要癌痛病人具备其中一个证，便可以从和法入手，采用小柴胡汤治疗。

如某卵巢癌病人，50岁，术后行三期化疗，腹腔出现多个较大淋巴结，症状表现为下腹部时有刀刺样疼痛，同时伴有口干，泛酸，畏寒，夜间时发潮热，手足欠温，小便可，夜尿频多，大便干，两日一行。舌质暗，舌体胖大有瘀斑，苔黄厚腻，舌下络脉稍瘀，脉弦。

按六经病提纲"少阳之为病，口苦、咽干、目眩"，病人口干，符合少阳病之证。病人右腹部刺痛，正是"胸胁苦满""若腹中痛"；腹腔多个肿大淋巴结，符合小柴胡汤七种加减法之"若胁下痞硬者"。其中，提纲三证具备一个，少阳四大证具备一个，七种加减法或然证具备两个。故从和法入手，使用小柴胡汤，另用桂枝茯苓丸、二十五味备急丹。小柴胡汤为辨证方，桂枝茯苓丸、二十五味备急丹为辨病方。使用二十五味备急丹，是因为病人下腹部疼痛，腹腔多发肿大淋巴结。

处方：柴胡15g，法半夏10g，党参10g，黄芩5g，赤芍10g，牡蛎20g，桂枝10g，茯苓10g，燀桃仁5g，牡丹皮10g，麸炒苍术20g，大豆黄卷20g，炙甘草10g，生姜10g，红枣（去核）10g。7剂，每日1剂，水煎，早晚分服。

二十五味备急丹，每次5g，每日2次，早晚饭前30分钟，以生姜蜂蜜水送服，保持每日大便呈糊状。

二诊，病人自诉服药后，泛酸缓解，大便通畅，每日2~3次，1周后疼痛消失。症见：口干，畏寒，夜间时发潮热，手足欠温，小便可，夜尿频多。易小柴胡汤为理中汤，每味药各15g，7剂，每日1剂，水煎服。

1周后，病人诸症缓解，无明显不适症状。建议其坚持服用二十五味备急丹，保持大便呈糊状，继续门诊随诊，以期控制肿瘤发展。

如果病人病情相对稳定，疼痛并不剧烈，要采用和法的思路治疗，正气足则邪气自去。倘若贸然使用大攻大破之品，用之不当极易导致阴阳失衡，促使病情加剧。

六、治疗癌痛的攻法

著名医家张子和认为，"正气不能自病，因为邪所客"，所以治疗疾病时并非一味地"和解"或消极"扶正"，而是从中医学角度重视整体，辨证论治，辨证与辨病相结合，选用疾病的专属药物，损其有余，补其不足，恢复阴阳的相对平衡。

当癌症病人表现为邪气亢盛、正气相对充足，疼痛剧烈时，要采取以攻为补的策略，邪去则正气自复。

以胰腺癌为例，胰腺癌早期通常缺乏明显症状，多数病例确诊时已失去根治性治疗的机会。即使是早期确诊，手术后短期内的复发率也很高。胰腺癌多发生于胰头部，上腹部剧烈疼痛及黄疸为胰头癌的常见症状。胰头肿瘤靠近胆总管下段，故经常会出现胆道梗阻所造成的黄疸。在胰腺癌急性发作期，疼痛剧烈，大多属于"正邪剧烈斗争"的大实证，如果具有攻下指征，攻下之后，疼痛会当即缓解。

不同部位癌痛的攻邪原则，也不尽相同。

一般来说，脑肿瘤、乳腺癌、胃癌、肝癌、胰腺癌、腹壁瘤疼痛，都宜猛攻，可酌情选用枳实、槟榔、大黄、牵牛子、巴豆霜等。除巴豆霜每日用量为 0.25~1 g 外，其余药物剂量可以用 15~30 g。

鼻咽癌、喉癌、甲状腺癌、肺癌、纵隔恶性肿瘤、食管癌、结直肠癌、宫颈癌、卵巢癌、前列腺癌、膀胱癌疼痛，都宜缓攻，一般用大黄、玄明粉，平均剂量 10~15 g。

攻下时间的长短和药物剂量应视疼痛轻重及瘀滞多寡而定，通常用药至疼痛缓解、大便通畅即可。攻下以后，病人食欲渐佳、大便排出异物、身轻有力为反应良好，这类病人预后佳。如果经治疗后大便已通，但腹部仍有压痛，还应再攻，但需慎重，勿伤脾阳。

对于久病积滞长期不消、疼痛反复的病人，在使用攻下法的时候，以保持大便呈糊状为宜，需要注意的是，大量攻下必有伤阴之弊，可于处方中酌加熟地黄、盐菟丝子等。

癌痛剧烈，病人又脾阳不足，恶心呕吐不能进药时，可采用寒药热服、热药冷服，或少量频服的方法，也可以用吴茱萸细粉、醋调敷双足心，以引火归原。

如佛山某胰腺癌病人，女性，60余岁，2015年初诊。病人半个月前出现上腹部剧烈疼痛，伴恶心呕吐，由儿媳搀扶到门诊就诊。仔细询问，病人既往有20余年慢性复合性胃和十二指肠溃疡病史，近2年明显消瘦，且不定时出现恶心呕吐，近半个月上腹部疼痛加剧，有两次差点儿疼昏过去，我高度怀疑其患有胃癌，嘱病人及其家属要迅速完善相关检查，查明病因。

病人进行了一系列的相关检查，在等待检查结果期间，病人因疼痛剧烈，在急诊科一个下午的时间里注射了两次吗啡，但疼痛仍然剧烈。急诊科建议入院治疗，病人拒绝。

刻下症见发热，上腹部剧烈疼痛，伴恶心、呕吐、纳差，全身轻度黄染，巩膜黄染，小便黄，大便已7日未行。舌质暗红，苔薄黄，脉弦数有力。

《金匮要略》说："诸黄，腹痛而呕者，宜柴胡汤。"该病人上腹部剧烈疼痛且大便1周未通，属少阳阳明合病，当用大柴胡汤。我恐此方力量不够，故加金银花30 g、连翘30 g、大血藤30 g，以清热解毒，治疗胆囊炎；又加玄明粉15 g，泻热通下，使热走大肠。

处方：北柴胡25 g，黄芩10 g，法半夏15 g，炒枳实15 g，赤芍30 g，大黄10 g，金银花30 g，连翘30 g，大血藤30 g，玄明粉15 g（冲服），生姜5片，大枣（去核）3枚。2剂，水煎服。每日1剂，早晚分服。

2天后，病人到门诊就诊，告知服上方后，疼痛大减，恶心呕吐等症缓解。改大柴胡汤为小柴胡汤合方虎七散，加鸡内金、丹参、金银花、连翘、大血藤各15 g，7剂。服药后，病人黄疸消退，无明显不适。

病人的儿子颇担心母亲病情，拿检查结果到某大学附属医院消化科会诊，专家认为是胰头癌，无法手术切除，可以暂行胆管吻合术缓解黄疸，病人最多活不过半年，建议病人家属提前准备后事。

胰腺癌病本凶险，本例病人在清除热毒后，疼痛消失，黄疸消退，胃口大开。因病人未做放疗、化疗，故三诊方加半枝莲、藤梨根、砂炒干蟾等以加强祛邪力量。病人共计服用中药1年，身体无明显不适，每天到田里种菜，自给自足。随访7年，健在。本例值得同道深思。

中医药对促进癌症病人术后康复及放疗、化疗时减毒增效、消除疼痛、延长生存等均有一定作用。需要指出的是，对于早期癌症轻微疼痛的病人，能手术的要尽快手术，千万不要错过机会，贻误病情。术前术后服用中药，中西医联合治疗，才是上策。

多年前，我曾接诊一位60余岁的病人，男性，肺癌多发骨转移。经化疗配合中医治疗，肺部肿块消失，骨转移相对稳定。除骨扫描局部仍有部分阴影外，总体情况尚可，仅阴雨天气腰骶处隐隐作痛。我从肾阳不足考虑，使用骨癌合剂加盐菟丝子和大剂量鹿角为其治疗，维持了4~5年，病人病情基本稳定。

同年国庆时我出差月余，门诊停诊。其爱人之朋友介绍说某处有祖传秘方，专治骨转移瘤，1个月就能治好，遂决定试用。病人吃了1周秘方后，腰骶部疼痛剧烈，食欲不振，继而出现周身骨痛。

门诊恢复时，病人过来看病。虽仅1个月未见，但病人之状态已是大不相同，我嘱其赶快停用攻伐之品，继续以骨癌合剂加补肾之药治疗。半个月后，病人面色红润，周身疼痛等逐步改善，只是腰痛时有反复。

七、治疗癌痛要守方

癌症是慢性病，常伴随癌痛，有时候一张处方可能要服用好几年。治疗癌症疼痛，不但要有方，还要守方。朝寒暮热，一会儿攻，一会儿补，自乱阵脚，是医家的大忌。

古人治疗慢性疾病，亦常见三五十剂而愈，甚至百余剂而愈的。

就以大学时期我的邻居为例，其癌细胞已经在腹腔肠系膜和淋巴等多处转移，其中直肠肿物直径达十几厘米，病人腹部疼痛剧烈，形销骨立，卧床不起，如果急于求成，则难以取效。该病人从被确诊癌症开始，守方服药长达十年，在无痛状态下带瘤生存了17年。

杨宏志教授治疗肝病经验丰富，许多年前，我见他治疗乙肝效果很好，就请他传授给我一些秘诀。他笑着说："有是证，用是方。三诊之内有效就守方。"我听了猛然醒悟。

在那之前，我已逐渐意识到，治疗癌痛，除了要先认识到疼痛的本质、辨证精准、遣方恰当外，还要守方。但听到杨老师的一番话，方大悟，"守方"才是治疗癌痛的第一秘诀。

我曾经治疗过一例肝癌病人，他肝区疼痛，每半个月复诊1次，两年之中从未间断，后来是每个月取1次药。他的肝癌是慢性乙型肝炎导致的，我拟方柴胡四物汤合方鳖甲煎丸加减。前两年之中，基本上坚持这个方案，两年之后，改以长期服用鳖甲煎丸。病人为求速效，恨不得每次复诊都要改方子。我有时把北柴胡换成前胡，有时把白芍换成赤芍，还有些时候把砂仁换成草豆蔻，等过一段时间再换回来，吃来吃去，基本上都是柴胡四物汤合方鳖甲煎丸。在两年中，坚持疏肝养血、软坚散结，不知不觉，也就实现了在无痛状态下带瘤生存。

两年之中，守方不变，而收全功，在疗程上并不算短，但如果朝令夕改，每周一换方，每个月一变法，一来二去，两三年就过去了，而病人病情如故，若药不对症，更会使疼痛反复，此中得失，不言而喻。

国医大师卢芳治疗小儿积滞，曾拟方健脾消积散，嘱少量常服，小孩服用1个月，感冒次数就会明显减少，继续开一料，2个月后虽偶感风寒，也不至于感冒。许多小孩子连续服药三四个月，个子能长高好几厘米。

我也曾反省，自己也曾用散剂治疗癌痛，一些病人吃了一两个月，疼痛解除，胃口好了，就停药。过一段时间，疼痛又会复发。仔细思考这里面的缘故，便是没有守方。守方的目的是要改变癌痛的土壤——体质。要想达到质变，绝非一朝一夕所能为也。

八、肝癌（胰腺癌）治痛八法

肝癌患者常表现为胁部不适、右胁部疼痛或可扪及肿块，伴有纳呆、乏力、口干口苦、恶心呕吐及腹胀、腹泻，甚或黄疸、面色晦暗，肝功能失代偿则腹大如鼓、吐血、黑便等。辨清肝癌疼痛的主要矛盾，就抓住了疾病的根本。不仅如此，肝癌（胰腺癌）常用的治痛八法，同样适用于其他癌痛的治疗。现将肝癌（胰腺癌）的治痛八法分述如下。

1. 温下法

如前所述，十个癌痛八个寒。肝癌病人经常肝区疼痛，入夜尤甚，同时伴形寒肢冷，大便秘结。此为寒积里实证，当使用具有温阳散寒、攻下止痛作用的方剂。代表方剂如大黄附子汤、三物备急丸、温脾汤等。

如某老年病人，男性。肝区隐痛，伴食欲不振、乏力等症状。经某大学附属医院检查，诊为肝脏占位性病变，某大学附属肿瘤医院肝扫描示肝脏恶性肿瘤。面部及全身皮肤、巩膜均黄染。医院建议手术治疗，病人拒绝。

病人平素畏寒，日渐消瘦，右上腹部剧烈疼痛，入夜尤甚，形寒肢冷，面色晦暗，食欲不振，恶心，乏力，精神萎靡，大便干结，数日一行。舌质紫暗，苔白厚腻，舌下络脉怒张，脉沉弦有力。

辨证属寒凝肝脉，当予温阳通下、活血散结之法。拟方理中汤合方大黄附子汤加减，同时配合古法鳖甲煎丸。

用药思路是，病人平素畏寒，是阳虚寒凝，属理中汤证；右上腹部剧烈疼痛，形寒肢冷，大便秘结，数日一行，证属寒积，属大黄附子汤证，此证亦可用三物备急丸或耆婆万病丸等通治之药治疗。只要大便一通，疼痛立刻缓解。

处方分为三部分。①理中汤：炙甘草 20 g，党参 20 g，苍术 20 g，干姜20 g。②大黄附子汤：大黄15 g，制附片20 g，辽细辛10 g。③辨病用药：三棱10 g，莪术10 g，牵牛子10 g，牡蛎20 g，制独角莲30 g，三七5 g（冲服），水蛭1 g（吞服），土鳖虫10 g。

1周后复诊时，病人手脚变暖，自述服药当天排出很多黏液状便，没有吃止痛药，也没有发生疼痛。

还有一种使用温下法的情况是水瘀互结。此证常见于晚期肝癌肝功能失代偿期，表现为肝区疼痛或隐痛，面色黧黑，腹部胀大，四肢消瘦，畏寒肢冷，小便短少，舌质紫暗，脉沉弦。这种病人往往白蛋白减少，轻度腹水，可治以温阳通下之法，佐以燥湿利水、活血化瘀。若是肝功能失代偿晚期，大量腹水，腹部青筋暴露，胀大如鼓，病人异常痛苦，度日如年，长时间使用白蛋白，则当以温补脾肾为主，化湿利水为辅，用四逆汤或补中益气汤加减，行七补三攻或九补一攻之法，可有获救者。凡急功近利者，欲速则不达，必死无疑。

2. 寒下法

肝癌进展期时，部分病人会有一定程度的胆道感染，上腹部剧烈疼痛。轻度胆道感染，可以使用清热法治疗；重度胆道感染，伴有阳明证，大便数日一行，则需要使用寒下法治疗。常用方剂有大柴胡汤、大黄牡丹汤、硝石矾石散等。

肝癌伴有阳黄的病人，泻下之时经常用到大黄，因为保持大便通畅，就可以缓解疼痛，消除黄疸。同时，必须时刻注意，癌症病人纵然出现局部热证，但整体多为阳气不足，故切勿长时间大量使用苦寒之药，避免损伤脾肾阳气。

如某男性病人，70岁，既往有乙肝病史，素有胆囊结石、糖尿病、高血压等基础病。因为肝区疼痛就诊，查出肝脏恶性肿瘤，肿瘤大小

65 mm×69 mm，胆石症伴胆囊炎急性发作。右胁胀痛，口干口苦，小便黄，大便数日未行。查体：墨菲征阳性。舌暗红，苔黄燥，边有齿痕，舌下络脉瘀。平素嗜酒，喜欢肉食。

《金匮要略》说："按之心下满痛者，此为实也。当下之，宜大柴胡汤。"该病人小便黄，为里证；口干口苦，为少阳病；腹痛且大便数日未通，为阳明病。少阳阳明合病，宜用大柴胡汤。故以大柴胡汤作为基础方，加金银花、连翘、大血藤、郁金，冲服硝石矾石散。

处方：北柴胡25 g，黄芩10 g，法半夏15 g，炒枳实15 g，赤芍30 g，大黄10 g，金银花30 g，连翘30 g，大血藤30 g，郁金20 g，玄明粉5 g（冲服），枯矾5 g（冲服），生姜5片，大枣（去核）3枚。3剂，每日1剂，水煎，早晚分服。

嘱病人严禁酒肉，多吃五谷杂粮和新鲜蔬菜水果。若想活命，必须少吃肉食，严格戒酒。

3剂药后，病人大便通畅，肝区疼痛缓解，但是四肢乏力，腹胀纳差。恐苦寒之品损伤脾阳，遂去掉金银花、连翘，加党参、干姜各20 g，因腹胀，加佛手15 g。7剂。

服上方后，病人疼痛骤减，仍然乏力，肝区出现皮肤瘙痒发红的症状，告知病人药物对症，则疾病当自寻退路，此乃邪毒外出，不必在意。守方，加鸡内金20 g，健脾消积；三棱10 g，莪术10 g，大斑蝥3只，滑石15 g，破血消癥；蛇床子15 g，地肤子15 g，对症治疗肝区皮肤瘙痒。

1个月后，病人肝区疼痛消失，除稍感乏力外，无其他不适症状。3个月后，病人到原确诊医院复查，肝区病灶略有缩小，肝脏表面同前对比略显光滑。

该病人是外地人，按时到门诊取药，大致以此方随症加减，服药1年多，病情稳定，身体无明显不适。

我治疗癌痛，较少用通行的抗癌止痛药物。临床以辨证施治为主，注重调整病人的阴阳偏颇。比如肝癌病人，疼痛缓解后，纳差食欲不振者，可以用香砂六君子汤或者半夏泻心汤加减治疗。关键是，有是证，用是方。

又，晚期肝癌，经常出现瘀血黄疸，大致相当于现代医学的梗阻性黄疸或癌栓形成。其表现为肝区疼痛，面目晦暗，周身黄疸，犹如烟熏，大便黑而时溏，舌暗红或尖红，苔黄腻，脉沉弦涩。症状类似阴黄，但其实并非阴黄，而是瘀血黄疸。瘀血黄疸常见于肝癌晚期，或者是肝癌伴有肝硬化的病人，大致相当于《金匮要略》所讲的女劳疸、黑疸。

瘀阻肝络，故而眼眶青黑，少腹硬满，此时不可企图速效，而须缓图，伴有肝炎者，尤其要注意。方用硝石矾石散，火硝、皂矾各等份，同时服用汤剂。可以用大柴胡汤加丹参30 g、鸡内金30 g、土鳖虫10 g、田三七5 g（冲服）、水蛭3~5 g（吞服）。有条件的可同时服用古法鳖甲煎丸，效果更佳。如肝郁脾虚，则易出现大便黑而时溏，还要合方理中汤加槟榔、大黄。

对于这类重症病人，医家及病人都需要有极大的耐心和毅力，方可有得救者。

3. 和解法

少阳枢机不利为肝癌的基本病机之一，部分病人中可能兼见肝郁脾虚、湿热瘀毒等证，但枢机不利为关键点。治疗肝癌痛，和解少阳之法应贯穿始终，同时辨病与辨证相结合，选用不同病情的专属药物。

肝癌病人上腹部疼痛，同时伴往来寒热，胸胁苦满，默默不欲饮食，心烦喜呕，口苦咽干目眩时，以少阳为治疗路径，以小柴胡汤作为基础方。

如某老年男性肝癌病人，肝脏占位 20 mm × 30 mm，行介入治疗后，甲胎蛋白＞ 2000 μg/L，肝功能及乙肝病毒量基本正常，症状时好时坏。右胁部时有刀刺样疼痛，每于活动后加剧，伴有口干，口苦，纳差，乏力，手足欠温，小便可，夜尿 2~3 次，大便调。既往有慢性乙型肝炎病史（小三阳）。舌质暗有瘀斑，苔白腻，舌下络脉瘀，脉弦。

我以少阳为治疗路径，选用小柴胡汤合方四物汤加减，同时辨病选用二十五味备急丹，取其抗癌镇痛，抑制肿瘤病灶。

处方：前胡 25 g，法半夏 15 g，党参 20 g，黄芩 5 g，赤芍 20 g，牡蛎 20 g，当归 10 g，酒川芎 10 g，熟地黄 20 g，砂仁 5 g，草豆蔻 10 g，石见穿 30 g，青龙衣 30 g，炙甘草 10 g，生姜 10 g，红枣（去核）10 g。15 剂，水煎服。每日 1 剂，早晚分服。

二十五味备急丹，每次 5 g，每日 1 次。

病人服药后，食欲渐佳，上腹部疼痛消失。复诊时症见：口干，乏力，手足欠温，小便可，大便调。易四物汤为芎归胶艾汤，15 剂。1 个月后，病人甲胎蛋白降至 800 μg/L，诸症缓解，无明显不适。建议其坚持服用二十五味备急丹和古法鳖甲煎丸，继续门诊随诊，以期控制肿瘤发展。

如病人表现为肝区胀痛，手足不温，胸胁胀满，或咳，或悸，或小便不利，或腹痛，或泄利下重等，虽是少阴病，但究其病机，乃是肝郁不舒、气机阻滞，少阳与少阴同病。李士材说："此证虽云四逆，必不甚冷，或指头微温，或脉不沉微，乃阴中涵阳之症，惟气不宣通，是以逆冷。"肝区胀痛明显者，可以以四逆散为底方；如伴有少阳病之口苦咽干目眩，用小柴胡汤合方四逆散。四逆散为疏肝理气之祖方，后世名方如柴胡疏肝散、逍遥散等多以此方为基础。

一般来说，柴胡不宜久用或大剂量使用，对于肝病病人，柴胡可能存在劫肝阴的问题。用于癌性发热时，不管肝区痛或不痛，北柴胡都可以用到 20~30 g。但是在内伤病中，肝区隐痛或胀痛，用柴胡疏肝散解郁时，5~10 g 即可。很多时候，我会以前胡代替柴胡，唯有前胡缺货时，才不得已而用柴胡。肝癌，有乙肝病史或并发肝硬化者，病人肝阴不足，表现为肝区疼痛，舌红少苔，甚至舌体红绛，这时疏肝用前胡，3~5 g 就有效。如病人经济条件允许，用小柴胡汤合方四物汤或芎归胶艾汤，则病人预后更佳。

还有一部分病人，表现为肝区隐痛，腹部胀满，此时的主要矛盾是肝热脾寒。肝热，表现为肝区疼痛；脾寒，表现为腹部胀满、小便不利、大便稀溏。肝热还经常表现为口干口苦、心烦易怒等，有时还会有手指麻木、舌苔白腻或中间黄苔。此证上有热，下有寒，若使用寒凉药清上热，则脾胃不能承受；若以温热药温下寒，则又助肝胆热邪肆虐。而柴胡桂枝干姜汤，治疗肝热脾寒证，效如桴鼓。

当病人肝区疼痛，症见喜饮，饮水又不解渴，或同时伴有腹泻下利等症状时，方用乌梅丸。

另外，肝癌初期的症状和体征多不明显，或以胸胁不适、口苦、纳差、情志不舒及大便不畅等为主症，一般是在体检中发现肿瘤，且病灶直径通常不超过 3 cm，其病机多为肝郁脾虚和邪毒积聚，正虚不甚。大多数病人选择手术治疗。

若病人表现为胸胁疼痛，舌质紫暗，舌苔白腻，为肝郁脾虚兼痰瘀互结，可以选用小柴胡汤合方桃红四物汤、礞石滚痰丸加减；若病人表现为胸胁胀痛，影像学检查示肝脾肿大，或伴有肝硬化结节，可以用小柴胡汤合方鳖甲煎丸加减。

肝癌中晚期，多为术后复发，或已经失去了手术治疗的机会。其病程日久，正气亏虚，邪毒肆虐。临床多表现为上腹部疼痛，胁下痞块，形体消瘦，精神萎靡，面色晦暗，腹胀纳差和腹痛腹泻等。此时多为毒结肝胆，正虚邪实，法当疏肝利胆、解毒抗癌、扶正祛邪同时进行。

若病人表现为上腹部疼痛，伴纳差消瘦，可以小柴胡汤合方六君子汤加减。

我以和解少阳为原则，以小柴胡汤为主方论治肝癌，受启发于平素研读的《伤寒论》《金匮要略》及《神农本草经》等著作。

虽然小柴胡汤仅 7 味药，但是以其寒热并用、补泻兼施，可以和解少阳及调整枢机，进而恢复气机升降，通调三焦，达到疏肝利胆和胃等目的。小柴胡汤适当合方及随证加减，可以变化出许多方剂，广泛应用于肝癌临床，灵活变通，奇妙无穷。

4.温阳法

肝癌剧烈疼痛之病机常为肝胃虚寒、脾阳不足或肾阳虚。如同时伴有恶心欲吐，干呕，吐涎沫，默默不欲饮食，畏寒肢冷，或头痛等症，可采用"寒者热之"的方案，选用吴茱萸汤；如单纯脾阳不足，形寒肢冷，或腹痛腹泻，可以考虑理中汤；如同时伴有腹部压痛，或大便秘结，可以温下法治之。

以肝内胆管癌为例。某病人，女性，52 岁，客家人。半年前出现肝区隐痛、恶心、呕吐、食欲不振等症状，某大学附属肿瘤医院诊为肝内胆管癌晚期。肝大，面部及全身皮肤、巩膜黄染。医生说只有2~3个月的生命了，建议化疗，病人家属不愿意接受。

来我处就诊时，病人右上腹部剧烈疼痛，面色晦暗，恶心呕吐，吐涎沫，腹胀，默默不欲饮食，畏寒肢冷，厌食油腻，腰酸痛，身体消瘦，乏力，精神萎靡，二便调。黄疸，黄色略带晦暗。舌质紫暗，苔白，舌下络脉怒张，脉弦有力。

此为肝胃虚寒，脾阳不足。拟用小柴胡汤合方吴茱萸汤、理中汤加减，同时配合岐黄散。

右上腹部剧烈疼痛，默默不欲饮食，证属少阳，用小柴胡汤；恶心呕吐，吐涎沫，是吴茱萸汤证，用吴茱萸汤；腹胀，畏寒肢冷，身体消瘦，乏力，精神萎靡，为太阴病理中汤证，用理中汤；岐黄散为辨病用方。前面三法，是辨证方；后面一法，为辨病方。

处方：前胡 25 g，法半夏 15 g，赤芍 30 g，牡蛎 20 g，吴茱萸 10 g，红参 10 g，苍术 20 g，干姜 20 g，三棱 10 g，莪术 10 g，三七 5 g，水蛭 5 g，炙甘草 20 g，生姜 20 g，红枣（去核）10 g。7 剂，水煎服。每日 1 剂，早晚分服。

岐黄散，每日 2 次，每次 5 g。

1 周后复诊，病人恶心呕吐减少，肝区疼痛缓解 1/3。效不更方，加大黄 20 g、制附子 30 g、辽细辛 10 g、制独角莲 30 g，15 剂，同时嘱病人将药渣炒烫热敷痛处。1 个月后，病人疼痛基本消失，每顿能吃一碗饭，可以从事一般的家务劳动。

晚期癌症病人，常伴癌性发热，尤以肝癌最为多见，其次是多发性骨髓瘤、肺癌和大肠癌等。病人体温可高达 40℃，特点是大多不恶寒，如伴有细菌感染，可出现寒战，一般也没有明显的头疼、肌肉酸痛等外感症状，多以乏力、欲寐为主要表现。若误投苦寒之剂则其热益甚，导致疼痛加剧。从"但欲寐"一症可知，此少阴病也。此时以四逆辈退热，多有一剂知、二剂已的神奇疗效。如确实伴有胆道感染，可以考虑以小柴胡汤加金银花、连翘、大血藤等。

如某老年病人，男性。肝癌晚期，肝功能失代偿。既往有复合性胃和十二指肠溃疡病史。高热1个月不退，体温始终波动在38.5℃~40.5℃，在医院治疗无效，医生建议病人回家静养。

来我处就诊时，病人肝区隐痛，身体消瘦，发热时面红目赤，烦躁不安，甚则神昏谵语，畏寒，食少，小便短赤，大便可。舌质暗红，苔白，舌根部略黄，脉沉弦。

发热，面红目赤，烦躁不安，甚则神昏谵语，一派实热之象，但其关键在于苔白、脉沉弦皆为寒凝之象。此时当舍症取脉，不可被假象蒙蔽。若误用寒凉，势必疼痛加剧。治以温阳散寒，引火归原。拟方理中汤加减。

处方：制附子15g，生晒参15g，苍术15g，干姜15g，蒸陈皮10g，佛手10g，吴茱萸10g，厚朴10g，枳壳10g，燀桃仁5g，红花10g，熟地20g，炙甘草15g。7剂，水煎服。每日1剂，早晚分服。

服药后，病人畏寒缓解，发热渐退，食欲转佳。7剂之后，体温降至正常，能正常进食，可下床活动。

如果病人高热持续不退，可以于上方加生石膏30~60g，或再加大青叶、板蓝根各30g；伴有阴虚，五心烦热者，加女贞子、旱莲草、盐菟丝子各30g，知母10g；伴有食积、手足心热者，可加焦三仙各10g，莱菔子15g，砂仁10g，鸡内金20g，丹参20g；大便不畅者，可以加槟榔 15 g，大黄 10 g。

还有些病人，肝区疼痛，入夜尤甚，伴见手足厥寒，脉微细欲绝。此类病人多为肝血不足，寒邪凝滞肝脉，处方当归四逆汤或附子理中汤合方四物汤加减。

5. 清热法

有慢性乙型肝炎病史的肝癌病人，一方面整体为虚（以气血不足和阳虚最为多见），另一方面又有湿热未清。因为乙肝病毒从属性上来讲，属于湿热之邪，故在抗癌止痛的同时，还要用清热解毒之品。

如果肝癌病人，胸胁满闷，或者肝区胀痛，实验室检查乙肝病毒 DNA 升高，口苦，心烦，食欲不振，神疲乏力，小便黄赤，脉象弦细或者濡数，舌苔白腻或者微黄，在抗癌止痛时，可以使用小柴胡汤合方四草汤（四草汤，杨宏志教授方，由车前草、鱼腥草、败酱草、龙胆草组成），清利湿热之邪。

如果病人肝区胀痛，入夜尤甚，潮热盗汗，面色黧黑，舌下络脉怒张，影像学检查提示肝脾肿大，即阴虚内热与气滞血瘀同时并存，可以用小柴胡汤冲服鳖甲煎丸。

6. 消散法

消散法，就是通过软坚散结消除癥瘕积聚的方法。对肝癌伴有肝硬化或肝脾肿大的病人，在抗癌止痛的同时，要用软坚散结的方法，宗“坚者削之”之旨。常用的方剂是鳖甲煎丸。亦可在组方中加入醋鳖甲、牡蛎、土鳖虫、三棱、莪术等药。

如某男性病人，40 岁。患原发性肝癌，多发性肝硬化结节。既往有慢性乙型肝炎病史（小三阳），某大学附属肿瘤医院检查，肝脏占位 25 mm×25 mm，考虑肝癌，肝内多发肝硬化结节。多次行介入治疗，病情基本稳定，但肝区胀闷疼痛，乏力，纳差，病人要求中医治疗，经亲戚介绍到门诊就诊。

病人右胁闷痛，食欲不振，伴口干口苦，小便黄，大便时干时稀，面色晦暗，面目及巩膜黄染，舌质紫暗，有瘀斑、瘀点，苔稍薄黄，脉弦细。

病证合参，拟小柴胡汤加减，同时服用鳖甲煎丸、二十五味备急丹。

处方：前胡15 g，法半夏10 g，党参15 g，黄芩5 g，牡蛎20 g，赤芍20 g，鸡内金30 g，鸡矢藤30 g，丹参30 g，炙甘草10 g，生姜10 g，红枣（去核）10 g。15剂，水煎服。每日1剂，早晚分服。

古法鳖甲煎丸，每日3次，每次3 g，以汤药送服；

二十五味备急丹，每日1次，每次5 g。

半个月后，病人胁痛消失。随证加减，3个月后，病人食纳好转，精神气色判若两人，亦无明显不适，体重增加了数公斤。MRI示较小结节消失，较大病灶同前对比大小稳定。

7. 理血法

若肝癌病人表现为右胁疼痛，或痛如针刺，尤以夜间为甚，面色青黑，为肝血瘀滞。该证还要与寒积和热积做鉴别，积滞者多伴有腹部压痛，大便不通或通而不畅，而大便通畅疼痛入夜尤甚者，多为瘀血疼痛，影像学检查多示伴有肝脾肿大。此时当用疏肝理血之法。

如某肝癌病人，男性，40余岁。肝脏占位，多次行介入治疗，甲胎蛋白1500 μg/L。右胁部胀痛，入夜尤甚，伴口干口苦，纳差乏力，小便可，大便调，易便秘。面色晦暗，舌质暗，苔白腻，舌下络脉瘀，脉弦细。

　　口干口苦，右胁部刺痛，是少阳病的主要症状，我以少阳为治疗路径，选用小柴胡汤合方芎归胶艾汤加减，同时配合二十五味备急丹治疗。使用芎归胶艾汤，为辨病用方；配合小柴胡汤，既可以理肝血，缓解肝血瘀滞，又可以预防上消化道出血；二十五味备急丹为辨病用方。

　　处方：前胡25g，法半夏15g，生晒参10g，黄芩5g，赤芍20g，牡蛎20g，当归10g，酒川芎10g，熟地黄20g，黄明胶10g（烊化），艾叶炭15g，砂仁5g，草豆蔻10g，三棱10g，莪术10g，青龙衣30g，煅自然铜20g，炙甘草10g，生姜10g，红枣（去核）10g。15剂，水煎服。每日1剂，早晚分服。

　　二十五味备急丹，抗癌镇痛，抑制肿瘤病灶，每次5g，每日1次。

　　病人服药后，食欲渐佳，上腹部疼痛缓解。建议其坚持服用二十五味备急丹，以期控制肿瘤发展。随访1年，病人身体无明显不适，已恢复工作。

　　还有些病人会表现为胸胁胀痛，用手捶打痛处，疼痛可稍缓解。此为肝着证。《金匮要略》说："肝着，其人常欲蹈其胸上。先未苦时，但欲饮热，旋覆花汤主之。"治疗肝病日久瘀血入络，宗"疏其血气，令肝条达，而致和平"，方以旋覆花汤。

　　一般来说，胸胁满闷刺痛，昼轻夜重，多是瘀血之征。因为夜间阴气盛，血遇热则行，遇寒则凝，夜间血行缓慢，故而夜间疼痛加剧。常用的方子是小柴胡汤合方桃红四物汤、芎归胶艾汤等，或在辨证的基础上，加入血分药，根据瘀血程度的不同，选用当归、赤芍、土鳖虫、燀桃仁、红花、三棱、莪术和石见穿等。土鳖虫是虫类搜剔之品，可以入血分，活血化瘀，价格不贵，药性平和；当归养血活血；赤芍养肝阴、补肝血，又有化瘀之功。疼痛较重者，可以加丹参、水蛭、三七等散瘀止痛。病情顽固的，还可以加服斑蝥烧鸡蛋。

8. 养肝法

养肝，就是补益肝血。临床所见肝癌病人，其病多为术后复发，或已经失去了手术治疗的机会。病程日久，正气亏虚，多表现为肝区隐隐作痛，胁下痞块，形体消瘦，精神萎靡，面色晦暗，腹胀纳差和腹痛腹泻等。此时多为毒结肝胆，正虚邪实，法当疏肝利胆、扶正祛邪。

如某老年男性病人，因餐后上腹部胀满疼痛，伴乏力、消瘦等，被某医院诊断为肝癌。

来我处就诊时，病人精神萎靡，行走缓慢，上腹部疼痛，白天可以忍受，晚上要吃止痛药才能入睡。纳差，口干，二便调。形体消瘦，面色晦暗，口唇青紫。舌质暗红有瘀斑，苔薄黄稍腻，脉沉弦细。

拟方小柴胡汤合方六君子汤、芎归胶艾汤加减。

病人口干、恶心、纳差，符合少阳病。肝脏占位、上腹部疼痛，符合小柴胡汤七种加减法之"若胁下痞硬""胁下痛者"。使用六君子汤是因为病人纳差，形体消瘦，需时刻顾护胃气。芎归胶艾汤为辨病用方，凡是肝脏恶性肿瘤，疼痛不甚剧烈者，补养肝血，可以缓解疼痛，控制病情发展。

处方：北柴胡 15 g，法半夏 10 g，党参 15 g，赤芍 15 g，牡蛎 20 g，白术 15 g，茯苓 15 g，陈皮 10 g，当归 10 g，酒川芎 10 g，熟地黄 20 g，黄明胶 15 g（烊化），艾叶炭 10 g，鸡内金 20 g，丹参 20 g，三七 5 g（冲服），土鳖虫 10 g，炙甘草 10 g，生姜 10 g，红枣（去核）10 g。15 剂，水煎服。每日 1 剂，早晚分服。

半个月后，病人胃口好转，上腹部疼痛消失，每顿能吃 1~2 碗饭。

总而言之，在肝癌疼痛的治疗中，当辨证论治，有是证，用是方。不可以持"疾恶如仇"之心，见癌诛癌，若一味地使用峻猛攻伐之品，则有可能导致疼痛加剧。应立足于病人的整体情况，以人体正气为本，时刻顾护胃气，适当佐以祛邪之药，以期达到缓解疼痛、延长生命的基本目的。

九、攻下法的八大功效

我在门诊收治的癌症病人，大部分是经过手术、放疗、化疗或介入治疗后无效，复发和转移的中晚期癌症病人。部分病人疼痛剧烈，靠止痛药度日。这些病人如果具有攻下指征，适当采取攻下之法，便可以消除疼痛，延长生命。

只要病人具有攻下指征，便可使用攻下之法。对于疼痛剧烈，正气亦不虚的各种积滞证候，攻下不但不会损伤正气，而且可使邪去而正气自安。如果医者优柔寡断，就会贻误病情，错失治疗的大好时机。

张景岳是温补学派的代表人物，但在其名著《景岳全书》中，却记载了下面一个医案。一位热结三焦的病人，二便不通，病情危急。张景岳以大承气汤治之，大黄用到 15~20 g，如石投水，毫无效果。又用神佑丸及导法，亦不能通下二便，且病情更加严峻。病人危在旦夕，张景岳遂大胆以大承气汤加生大黄 70 g、芒硝 7 g、猪牙皂 7 g，水煎服。病人黄昏的时候服药，凌晨时，大便通畅，且小便也开始增多，病人转危为安。张景岳对本案的评语是"若优柔不断，鲜不害矣！"

体内的食积、痰饮、瘀血等病理物质互相胶着，凝聚于脏腑经络之中，会形成癌症，同时又会消耗人体正气，阻碍气机运行。但凡疼痛剧烈的癌症病人，多伴有便秘或排便不爽的情况。使用攻下法治疗癌症，不但可以消除癌痛，还可以破除痰饮和瘀血等有形实邪，促使肿瘤逐渐失去活性。很多病人服用攻下药后，不但疼痛缓解，食欲渐增，而且病灶停止生长，精神体力日渐好转。据资料记载及临床体会，我总结攻下法主要具有以下八大功效。

1. 镇痛

六腑者，传化物而不藏，以通为用，以降为顺。癌症病人疼痛剧烈，多为正邪剧烈斗争。正邪剧烈斗争，可使阳明内结，胃肠积滞，气机壅遏，肠道传导失其通降。《伤寒论》说："病人不大便五六日，绕脐痛，烦躁。"凡此诸证，当抓住腑气不通的病理特点，辨清寒热，投以通里攻下之品。李东垣在《医学发明》中就曾提出："恶血必归于肝。"肝主疏泄，通利二便，大便通畅，就能疏肝利胆止痛。攻下法可以使邪气从大便而出，肠胃食积气滞可消，而瘀血、痰饮也将自寻退路。

在癌痛的治疗过程中，攻下法是解除疼痛的主要手段。一方面，是因为癌痛病人大多具有攻下指征——胸腹部压痛或不适，大便不通，或通而不畅；另一方面，从攻下法本身来说，攻下确能起到使邪去而正气自安的作用。只要正确运用攻下法，就能攻有毒而不中毒，破有瘀而不伤正。

数年前，曾有一位肝癌病人，每日腹泻数次，疲惫无力，找我治疗腹泻，我告诉他，癌症病人只要大便通畅，一般就不会发生剧烈疼痛。腹泻的话，补益气血即可，不要止泻。但是病人不甘心，去找另外一位医生，给他治好了腹泻。果不其然，没几天，病人就回来找我，让我给他治疗癌痛，并且问我有什么办法能让他重新拉肚子。他说：

"我现在不拉肚子了，但肝脏痛得受不了。"

攻下法不但适用于体壮邪实的早期癌痛病人，而且还适用于相对体弱邪实的中晚期病人，包括手术、放疗、化疗后癌症复发和转移的病人。正如张子和所说：《黄帝内经》一书，惟以气血通流为贵。世俗庸工，惟以闭塞为贵。又只知下之为泻，又岂知《黄帝内经》之所谓下者，乃所谓补也。陈莝去而肠胃洁，癥瘕尽而荣卫昌。不补之中，有真补者存焉。"

总之，只要正确使用攻下法，则有病者病受之。"有故无殒，亦无殒也""大积大聚，其可犯也，衰其大半而止"。

2.消积

曾有医家以攻下法的代表方剂做动物实验，结果表明，无论是大承气汤还是硝菔汤等，都具有明显的加速肠套叠还纳的作用。又，对巴豆油的温下、香油的润下和大承气汤的寒下作用，分别做动物实验，以泻下作用而言，三者相比，以大承气汤为优，其可使肠管紧张性升高，同时收缩幅度增加，作用较强；巴豆油次之，其可使肠管紧张性升高，但收缩幅度变小，作用中等；香油再次之，其能使肠管紧张性强度升高，但作用缓慢，持续时间也短。

我们在临床中也发现，对于体壮的实热证候的癌痛病人，要使用寒下法；对于体质虚弱的寒积病人，要使用温下法；对于身体极度虚弱而又邪实的病人应用润下法。

3.逐水

孙秉严老中医认为，攻下法具有脱水及内引流作用。在运用攻下法以后，药物会吸收组织内的水分，促使体内水分进入肠腔，从而使巨大的腹腔脓肿脱水，迅速缩小而闭合。

药理学实验发现，大承气汤具有改善肺水肿、促进肺泡上皮增生、促进损伤修复、保护多脏器以及内环境等作用。我们在临床观察中也发现，攻下法有显著促进胸腹水吸收的作用。

我认为，临床使用攻下法，可以迅速解除癌症病人的疼痛。其主要机制，即攻下法的内引流作用，可以促进病灶周围组织炎性水肿迅速吸收，消除机体的炎症反应，从而解除肿瘤压迫而导致的剧烈疼痛。目前，攻下法在急腹症的治疗中广泛使用，也是取其增加肠蠕动、促进胆汁分泌及排泄、改善肠道微循环等作用。

4. 退热

癌症病人，病证虚实夹杂。晚期癌症常伴发热，或并发感染，特别是腹腔的急性感染，在"以通为用"的原则下，应用通里攻下之品，可控制感染，使体温下降。药理学研究也发现，以攻下之品的代表大黄为例，大黄对多种细菌有直接的抑制作用；大承气汤对肠道血液影响的实验证明，往肠腔内注入大承气汤，在短期内即可明显增加血流量，改善局部血液循环，有利于肠壁的营养和修复，同时也能间接地改善肠腔内环境，有利于感染和炎症的控制。

如果病人腹部剧烈疼痛，平素畏寒，大便秘结，或通而不畅，可采用温下法，以三物备急丸，或四逆汤及理中汤加大黄、牵牛子等治之；若畏寒及发热交替出现，上腹部剧烈疼痛，大便不通，面色晦暗，厌食油腻，还可以使用耆婆万病丸，只要大便一通，病人发热和疼痛就能立刻缓解。此时如果使用清热解毒之品，热可暂退，而疼痛必然加剧。

5. 平喘

肺与大肠相表里。部分肺癌病人表邪不解，化热内传，邪热内陷，阳明燥结。实热不得下泄，则胸闷胸痛，呼吸不畅，喘促咳逆。其特点是痰黄黏稠，或喉间痰鸣，鼻翼翕动，不能平卧，口唇指甲青紫，烦热口渴，严重者头晕目眩，胸脘或腹部胀痛，或伴有压痛，大便秘结，舌苔黄燥，脉滑实有力。

对此阳明燥结、痰热阻肺之变，须从通里攻下入手，可选用礞石滚痰丸或升降散，只要大便通畅，则痰热得清，肺复宣肃，疼痛缓解，诸症皆平。

6. 止泻

结直肠癌晚期病人，经常表现为腹痛腹泻，大便泻下脓血不止，或自利清水，颜色青黑，臭秽异常，脘腹疼痛拒按，唇焦口燥，心烦谵语，小便短黄，舌绛，苔焦黑，脉象沉实。

《伤寒论》说："下利谵语者，有燥屎也。"《黄帝内经》讲"通因通用"，实际上，对于此类证候，绝不可用固涩止泻之法，当辨清寒热，以通为补，使疼痛减而诸症缓解。

如寒积，可以用蜡匮巴豆丸或三物备急丸治疗。治疗顽固冷积，久泻久痢，他药不效时，巴豆多能发挥良好的作用。如果是热积，可以用四消丸、大承气汤等治疗，此皆为对证治疗之法。

7. 宁血

以肝癌上消化道出血为例。肝癌上消化道出血常见的证候有实热、气虚和血瘀等几种。其中，实热出血者，血多从口鼻流出，血色鲜红，或伴有大便秘结，可以用大黄黄连泻心汤；气虚出血者，大多平素懒言乏力，伴低蛋白血症，可以用补中益气汤；血瘀出血者，多为癌栓形成，门脉高压，食管胃底静脉曲张，可以用芎归胶艾汤加减。

我曾远程指导一位肝癌病人用药，该病人上消化道出血，反复呕吐鲜血 2 天。当地医院建议转到上级医院治疗。病人家属想听取我的意见，但毕竟当时没有见到病人，我一时无法定夺，只知道病人呕吐鲜血，平素畏热，喜欢喝冷水，大便秘结，数日一行。随手翻起《伤寒论》，一眼看到大黄黄连泻心汤，该方治疗鼻衄、吐血、心烦不安，并且唐容川《血证论》中论及治疗热性吐血，首推此方。

考虑再三，该病人当属此证。我告诉病人及其家属，上消化道出血不止，不建议车马劳顿，应卧床休息，或可减少出血量。可试用生大黄 20 g、黄芩 10 g、荆芥炭 10 g、艾叶炭 10 g、侧柏叶炭 10 g，水煎取 2 碗，一日分 2 次服。大便通后，改为小口频服。病人服完 1 剂，大便已通，吐血停止。病人家属把方子分享给了另外两个吐血的病人，他们服用后，也是药到病除。

8. 退黄

肝癌、胰头癌病人，常伴黄疸，多以肝区疼痛或不适、身目黄染、小便色黄为主要表现。常用方剂：阳黄用茵陈蒿汤，阴黄用硝石矾石散。二方皆为通下之剂，既可以降转氨酶，又可以利胆退黄镇痛。

十、攻下不等于泻下——癌痛病人的以通为补

由于攻下法在癌痛治疗中应用广泛，而且疗效肯定，所以有必要多费笔墨，详细论述攻下法。今将思路重新整理一番，加上我近些年的临床体会，将用攻下治疗癌痛的方法详细地介绍一下。

初识攻下法，是在二十四史中。史书记载，梁元帝曾患多年心腹疾病，太医们投以平和之剂，始终不见起色。姚僧垣认为脉洪而实，此为宿食致病，不用大黄，无法取效。梁元帝按姚僧垣之意服药后，果然泻下宿食，疾病痊愈。

又，在某杂志中，我曾见一医案，印象很是深刻。大致是说，一位老母亲，高热不退 1 周有余，口干，胸闷，大汗淋漓，大便数日未通。一位年轻医生使用辛凉解表之剂和小陷胸汤治疗，不但没有效果，发热反而愈甚，病人烦躁不安，昼夜不能合眼，每天只想喝冷水，恨不得跳到水缸里降温。一位老中医看到了，说这是瘟疫，必须立刻用攻下法，否则百无一生。处方大承气汤 2 剂，大黄用了近 40 g，嘱大便排下秽物，病即可痊愈。果然药下如神，病人排出若干恶臭粪便，小便颜色暗红。次日，病去大半。又过 3 天，病人就可以操持家务了。

我曾通过电话指导一个病人用药，病人男性，胃癌术后，时值春节前夕，又逢其母七十大寿，故吃了不少山珍海味，当天夜里病人胃脘剧痛，辗转反侧，痛苦万分，家里有保和丸，服用 1 丸后，症状暂时缓解。第二天，仍然胃痛不已，并伴有嗳腐吞酸、腹部胀满、大便秘结。一派饮食停聚、湿热蕴结之象。春节将至，病人病情发展如此迅猛，我反复思考，如果寄药的话，至少得十来天才能送到病人手中，恐怕贻误病机。考虑再三，我告诉病人，赶紧去药店买四消丸（主要成分为大黄、猪牙皂、牵牛子、香附、槟榔、五灵脂），病人仅服药 1 次，大便便排出若干秽物，疼痛大减；服药 2 次，诸症皆无。

上述案例，引发了我的深刻反思。中医的临证八法中，攻下排名第三，我先前为何对其视而不见？经过多年实践，我发现攻下法很实用，也很安全，只要辨证准确，效如桴鼓。

某病人，老年男性。结肠癌术后 3 个月，肿瘤复发，腹部疼痛，纳差，便血鲜红，几次住院，百药不应，医院建议再次手术，病人拒绝。我接诊后，也是先走活血化瘀、软坚散结止痛的路子，治疗半个月，病人共计吃了 15 剂药，诸症略减，唯腹痛变化不大。

病人畏寒,大便黏腻,每次上厕所都要蹲好久才能排出大便。我苦思良久,恍悟此乃寒积证也,当温下之。拟方理中汤加槟榔、大黄、牵牛子。

处方:党参20 g,干姜20 g,白术60 g,槟榔10 g,大黄10 g,牵牛子5 g,炙甘草15 g。1剂,水煎服,早晚分服。

病人服药当天,大便1次,仍不通畅,但腹痛缓解。我反省自己可能还是有点保守了。再续7剂,槟榔、大黄、牵牛子皆用至15 g,病人服药后,大便排出较多恶水,7剂服完,便血已无,腹痛若失。寒积已下,腹痛即愈。对证处方,其效神速。

由此可见,该用攻下而不攻下,只知故步自封,敷衍了事,庸医也。作为临床医生,必须要胆大心细,智欲圆而行欲方。摒除杂念,一心诊治疾病。倘若瞻前顾后,则不可以为医也。

道家所传五香丸,便是一张以攻下为主的良方,其主药便是牵牛子。我常用五香丸治疗各种癌痛,凡体质壮实,辨证属气滞血瘀、痰瘀互结、正邪剧烈斗争的癌痛,如法服用,常一剂知,二剂已。五香丸功效、主治等如下。

功效:化痰散瘀,利水消胀,行滞止痛。

主治:痰食水湿各种积聚,气郁血瘀以及痰迷心窍诸症,均可使用。临床广泛应用于新恙宿疾,是一种具有佳效的通治方。

处方:五灵脂、香附(去净毛,水浸1日)各500 g,黑丑、白丑各100 g。据我临床体会,另加沉香50 g,效果更佳。

制法:共研细末,一半微火炒熟,一半生用,和匀,醋糊为丸,如萝卜籽大。

用法:每服3 g,生姜汤送下,每日临卧时服1次,以大便通畅为度。

方中巧妙之处是五灵脂和牵牛子并用，五灵脂活血止痛，牵牛子攻下消积，二药配合，止痛神速。美中不足的是，五灵脂是鼯鼠和飞鼠等鼯鼠科动物的干燥粪便，在有其他药物可以使用的情况下，尽量敬而远之。但无论如何，该方治疗癌症疼痛，确有其独到之处。

我用五香丸治疗过不少癌痛病人，均有一定的效果。有些病人，用五香丸不仅止痛效果好，肿瘤也会缩小。曾跟我学习的一个学生，用五香丸的思路治疗结肠癌，止痛效果也很明显，并且能够使病灶连续数年保持稳定。

这些亲身经历和见闻，使我坚定了攻下法可以治疗癌痛的信心，也使我树立了中医可以治疗癌症的坚定信念。后来，我又专门研究了《儒门事亲》和孙秉严等医家的著作，找到了更多攻下治疗癌痛的理论依据。

我曾治疗一位病人，女性，52岁，农民，宫颈癌晚期。小腹胀痛，白带下注，血水夹杂，伴有恶臭，大便干，2日一行。曾服各种止带方剂不效，后投以薏苡附子败酱散加牵牛子、香附、蒲黄炭、五灵脂，每日1剂，水煎服。病人大便日行3~4次，1周后腹痛减半，带下亦明显减少。

现在很多医生在治疗癌痛的时候，所使用的思路与中医八法疗疾完全相左。一边使用补益之品，一边又不停地罗列清热解毒抗癌止痛之药。这种治疗方法与中医辨证论治"有是证，用是方"的原意大相径庭。

上述的那位宫颈癌病人，后来我在给她治疗时，采用的也是辨证加攻下的思路，改用二十五味备急丹，疗效颇为神速，没过多久，她的疼痛消失，肿瘤也停止了生长。

我最初按照这个思路看病时，颇担心病人耐受不了长期攻下，所以极为谨慎，每次只开几剂中药，复诊时仔细询问病人用药后的反应。实践证明，我的担心是多余的，在治疗一个八十高龄的老年卵巢癌病人时，使用的也是攻下的方法，在服用中药以后，病人大便通畅，日行3~5次，疼痛立刻缓解，胃口大开，身体逐渐好转，而且体重明显增加。病人的儿子还给她报了个旅行团到普陀山去旅游。顺便一提，当时这位老人家，虽然已过耄耋之年，还是生活自理，每天下田种菜，享受田园生活。

十一、治疗癌痛，常用的"小方"和"大方"

《中国医学大辞典》解释"大方"有三义，即药力雄猛、药味多、分量重；"小方"亦有三义，即病势轻浅、病在上焦、病无兼证故而药味少。

我自在黑龙江中医药大学读书开始，就对两种方子情有独钟：一种是只有1~3味药的小方，治病的时候单刀直入，效专力宏；另一种是由20~30味药组成的大方，寒热并用，补泻兼施，最显医家王道。其实，我在临床也常开十几二十味药的处方，但夜深人静时，扪心自问，甚为自鄙。

1. 小方

有些时候，能用小方治病，就无须使用成方或者大方。明朝的李时珍就深谙此道，在《本草纲目》里，小方占了相当大的比例。书中记载，一个老年妇女患腹泻数年，百药无效，李时珍予其蜡匮巴豆丸，病人服药以后，一连两天未大便，腹泻从此痊愈。后来李时珍又用此方治疗了上百例久泻久利的病人，都能药到病除。

我曾以蜡匮巴豆丸治疗肠癌病人，亦获佳效。

如某病人，女性，50余岁。既往有子宫肌瘤病史，5年前手术切除肌瘤。2年前出现腹痛腹泻，大便呈稀水样，夹有鲜血，被某医院诊为直肠癌，曾做介入治疗，化疗多次。

来诊时症见：每日腹泻10余次，大便呈糊状或稀水样，久坐及大便后肛门出血，矢气带血，腹部疼痛，肛门瘙痒，伴头晕，乏力，纳可，心慌胸闷，胃胀，眠差，盗汗，腰背痛，手足欠温，小便黄，已停经。舌质淡有瘀斑，边有齿痕，苔薄白，脉沉弦细。处方黄土汤加减。7剂。

服药后，病人腹部疼痛缓解，鲜血减少，偶矢气带血。仍腹痛，大便日行10余次，头晕、胃胀消失，腰背酸痛减轻，蹲坐时腹部不适，肛门灼痛。效不更方，守方15剂。嘱其自行配制蜡匮巴豆丸。每日1次，早上空腹以冷水送服。第一天服1粒，第二天服2粒，第三天服3粒，之后每次服3粒，不再加量。

病人信心大增，积极配合治疗，服药半个月后，腹痛解除，肛门疼痛消失，每天大便2~3次，便血已无。此后我又用蜡匮巴豆丸治疗了几例大肠癌病人，发现蜡匮巴豆丸纠正腹痛腹泻效果较好。

蜡匮巴豆丸的做法，就是将蜂蜡融化做皮，把完整无损的巴豆包裹起来。有蜡皮封裹，巴豆到达胃中的时候就不会刺激胃，直到肠道中才会化开。巴豆是热性泻药，专治顽固冷积。持续性腹痛，久泻久利，他药无效时，巴豆多能发挥良好的作用。

《程杏轩医案》记载，某病人右胁刺痛，皮肤如烙，大便闭结，坐卧不安，痛苦难耐，前医投以辛香理气、苦寒清火、养血润肠等药，皆不应。程杏轩先生以瓜蒌、甘草、红花3味治之，药到病除。我受其启发，常嘱病人以全瓜蒌30 g、甘草10 g、西红花5 g泡水代茶饮，部分肺癌病人服用后，胸闷胸痛会有所缓解，尤其是舌质紫暗或舌下络脉怒张瘀血征明显者，效果最佳。

《备急千金要方》里也有不少小方，如一味芦根治呕哕；生地、竹沥、独活3味药治疗中风。尤其是大剂量地黄汁治疗血崩，更是叫人拍案叫绝！

我受《备急千金要方》启发，曾远程指导过一个宫颈癌大出血的病人用药，病人家境极度贫寒，无法承担任何治疗费用，小腹部持续性钝痛，阴道流血不止月余，已经面色苍白，奄奄一息，四肢冰冷，盖着厚被子蜷缩成一团。我告诉病人家属，用生地黄120 g，炮姜15 g，以5碗水，大火煮取2碗药汁，一天分3次服完。服完一碗，病人出血量减少一半，腹痛亦缓解；2碗服完，流血即止，仅腹部稍微疼痛。

有一个验方在网上流传很广，据说此方"治疗各种癌症千余例，有效率100%"。献方人称，曾用这个方子治好过两种癌症。一种是直肠癌，另一种是肺癌。

其药物组成为五灵脂100 g、香附100 g、牵牛子200 g、木香100 g，将以上药物全部加工成极细粉，用醋调匀，制成小丸，每次服用3~5 g。以病人服药后大便通畅，呈糊状为宜。

我曾以其治疗消化道恶性肿瘤，对于疼痛伴大便不通畅的病人，虽不敢说100%有效，但大部分病人服用后，疼痛都会有不同程度的缓解。一个肝癌病人说，此方止痛效果非常好，吃了之后，一点儿都不痛了。

小方应用得好，医患两方皆欢喜。对病人而言，只用2~3味药，即可药到病除，花钱少，效果好，中医真是神奇；在医者而言，既达到了治病救人之目的，又获得了临床经验，何乐而不为？

如刺猬皮擅长治疗结直肠癌，对于患处疼痛、顽固性鲜血便、粪色鲜红者有效，可以砂锅焙黄，研为细末，每次服 5 g，每日 2 次。

菝葜煮水代茶饮，坚持服用，对消化道恶性肿瘤疼痛多有缓解作用。

肝癌病人，胁肋胀痛，凡证属肝气上逆者，用钩藤 30 g 煎水代茶饮有效。

我曾治疗一个工人，他还不到 40 岁，被诊为肝癌，肝区疼痛，舌苔黄腻，嘱其以龙葵 60 g、大蓟 120 g、青龙衣 30 g、石见穿 30 g，煮水代茶饮，每日 1 剂，病人服用 1 周，疼痛开始缓解，不再服用止痛药，连续服用了 1 年多，病情基本稳定，彩超提示肿大的肝脏略有缩小。

小方貌似势单力薄，但临证时万勿轻视。用大方效果不好，改弦易辙，投以单方而获效者，屡见不鲜。

我曾治一位大肠癌病人，其术后 1 年，反复发作腹痛腹泻，复查发现肠道内多发性肠息肉，不具备手术指征。因病人家境贫寒，乃嘱其每日以薏苡仁 100 g，一半炒熟，一半生用，红枣（去核）10 枚，煮粥代替早餐服用，期间病人未再服其他药物，半年以后再做肠镜，发现肠息肉基本消失。单方一味薏苡仁，对防治癌痛和术后预防复发，有百利而无一害。

一位喉癌病人，咽部痛如刀割，曾用中西药治疗未能控制。细察咽喉，局部肿物不红不肿，疑为少阴喉痹，处方《伤寒论》甘草汤：甘草 30 g，以水 600 ml，煮取药汁 300 ml，一日分三服。两日后，病人疼痛若失。

2. 大方

有些时候，中晚期癌痛病人病机复杂，需要较多药物来配合治疗。常用的大方，如十六味流气饮治疗乳腺癌胀痛，《金匮要略》鳖甲煎丸治疗原发性肝癌肝区隐痛等，都取得了较好的疗效。临床报道的验案也有很多。

我在临床上，凡是遇到中晚期癌症病人，集多种病变于一身，常表现为疼痛等各种不适，证候错综复杂时，就喜欢将几个方剂合而为一大方图治，寒热并用，补泻兼施，药味多而用量小，多管齐下，常获佳效。

如某老年男性胰腺癌病人，因上腹部疼痛及全身皮肤黄染，MRI检查发现胰腺占位，被当地人民医院诊断为胰腺癌晚期。

病人精神萎靡，家属搀扶就诊，左胁部疼痛，伴纳差，腹部胀满，口干，口苦，喜热饮，自汗盗汗，腰酸痛，小便短少，大便稍干。形体消瘦，皮肤黄染，黄色晦暗，如同烟熏。舌质暗有瘀斑，苔白腻，脉弦有力。

拟方小柴胡汤合方五苓散、虎七散、鳖甲煎丸、硝石矾石散加减。

处方：前胡 15 g，法半夏 10 g，党参 15 g，西洋参 5 g，黄芩 5 g，白芍 20 g，牡蛎 20 g，泽泻 15 g，白术 50 g，猪苓 10 g，茯苓 10 g，桂枝 6 g，壁虎 10 g，三七 5 g，清水全蝎 3 g，醋鳖甲 20 g，鼠妇 10 g，燀桃仁 5 g，玄明粉 5 g（冲服），枯矾 5 g（冲服），茵陈 60 g，郁金 10 g，丹参 20 g，川楝子 10 g，延胡索 10 g，鸡内金 30 g，白英 10 g，当归 10 g，胆南星 10 g，半边莲 10 g，菝葜 30 g，仙鹤草 30 g，炙淫羊藿 30 g，糯稻根 30 g，炙甘草 10 g，生姜 10 g，红枣（去核）10 g。

30 剂，每日 1 剂，水煎取 2 碗，早晚分 3 服。

服药 1 周后，病人左胁疼痛缓解，胃口渐佳，每顿能吃 1 碗饭；服药半个月后，黄疸渐退，面色转佳，腹部胀满消失，二便通畅，大便日 2~3 次；1 个月的药服完，老两口到黄山旅游去了。

大方的特点是药味多，但各药味不是各治各的病，而是互相监制，杂合而治同一种病，正所谓"合众力而一路攻也"。因此，每个大方突出的作用通常只有一个，我们把多味药当作一味药来用，才能运用自如。

我印象最深的大方，还是《备急千金要方》耆婆万病丸和六十四味芫花散，二方药物组成复杂，能治几十甚至上百种病症，涉及多种癌痛及疑难杂症的治疗。

俗话说，用药如用兵，治病如打仗，必须熟悉药物的特性，了解药物配伍的功能，做到胸有成竹，才能所向披靡，无往而不胜。

十二、癌痛用药"三禁"

在癌痛用药方面，有"三禁"。

1. 一禁：使用大剂量止痛药

有些医家治疗癌痛，喜欢使用大剂量延胡索、莪荗等具有止痛作用的中药，虽然这些药物在短期内对癌症确有止痛作用，但是从远期疗效来看，我并不提倡大剂量长期使用它们。

曾经有几例肝癌病人，已经靠止痛药度日，给他们用了延胡索、莪荗等后确实有效，但是每次复诊都要加大剂量，从 15 g 开始，一直加到近 70 g，疼痛始终不能控制。使用止痛药，或可暂时缓解疼痛，但终究对控制癌症发展无济于事。

有些癌症病人术后出现腹部疼痛等不适症状时，会自行服用止痛药，比如芬必得、曲马多、去痛片等。殊不知，这样做会掩盖真实病情，严重时还会姑息养奸，导致病情加重。长期擅自服用止痛药，有可能会导致胃肠道出血等严重并发症，或导致肿瘤在体内扩散而浑然不知。

我曾接诊一位肠癌病人，女性，50余岁。因家庭矛盾，病人长期处于抑郁状态。在结肠癌手术以后，一直腹部隐痛，自行服用止痛药（药物不详）半年多，后来因剧烈呕吐、腹痛、柏油便，才再次到医院就诊。检查结果为，结肠癌术后复发，肝肾转移，上消化道出血，肾脏肿瘤达 100 mm × 90 mm，侵犯周围血管及动脉，已无法手术。

2.二禁：使用大剂量寒凉药物

中晚期癌症病人，脏腑功能紊乱，气血亏损，阳气不足，此时更当顾护胃气。若贸然大剂量使用寒凉药物，寒邪直中中焦，脾阳受损，病人可能出现疼痛加剧，或恶心、呕吐、纳差、饮食不下等消化道症状。

如某病人，直肠癌术后自行服用抗癌验方，逐渐出现腹痛、恶心、纳差、身体消瘦。观其所服处方，大多为白花蛇舌草、半枝莲、大黄、土茯苓、皂角刺、红豆杉等寒凉之品。我以香砂六君子汤为主的汤剂治之，病人用药后，腹痛日减，胃口大开。

又，某男性病人，60岁，胃癌术后，行化疗1次，随即出现恶心呕吐，期间吐血2次，每次出血量大约800 ml，医院予以输血2次，共计400 ml。

就诊时，病人胃脘部疼痛，恶心呕吐，只能饮少许米粥，消瘦乏力，体重已不足50公斤。家属诉，病人自己无法行走，上厕所都需要有人扶持。伴口苦，泛酸，烦躁，小便短少，大便黑，每日1~2次，量少。舌质淡，苔薄白，舌根部黄燥，脉沉弦。

我判断此病人为中焦虚寒，癌毒内停，证属寒热错杂。当温补脾阳，清解余毒。拟方半夏泻心汤加减。

处方：姜半夏25g，黄芩10g，干姜10g，红参15g，黄连5g，砂仁5g，木香10g，半边莲15g，白花蛇舌草15g，炙甘草10g，大枣5枚（去核）。7剂。每日1剂，水煎取2碗，小口频服。

1周后复诊，上方已服6剂，病人胃脘部疼痛缓解，口苦已无，但恶心呕吐、泛酸如故。再三考虑，恐是方中黄芩、黄连、白花蛇舌草等寒凉药物损伤脾阳。拟合方吴茱萸汤，去白花蛇舌草，加吴茱萸10g、生姜30g。嘱其每日1剂，小口频服。

后病人复诊，述服药后各种症状减轻，胃口好，大便正常，希望以前方再开15剂。

此后改以理中汤为基础方，随症加减。病人服用汤剂3个月，后坚持服用二十五味备急丹，每日1次，每次5g，临睡前服。病人各方面情况良好，饮食正常，体重增加，无明显不适症状，自觉一切正常，所以未做任何检查及治疗。随访6年，健在。

保护脾阳，顾护胃气，是治疗癌痛自始至终应遵循的原则。对于中晚期癌痛病人，理当用温阳之法，配合逐瘀消积、化痰软坚、攻下祛毒之药，这样立法处方，病人服药后疼痛等不适可逐渐缓解，生命也会延长。

但具体问题也要具体分析。

如果癌痛病人，伴有脾阳不足的症状，如畏寒、喜热饮、手足欠温等，则用温热药无可厚非。

若病人伴有畏热、手足心热、喜冷饮，乃至实验室检查白细胞计数上升等，则不可妄投温热之品，必须考虑在顾护胃气的同时，适当加一些清热解毒之药。

当病人表现出阴寒之证时，应辨清实寒与虚寒的不同。虚寒多为素体阳虚，伴少气懒言；实寒多为寒凝积聚，气血瘀滞，多伴有腹部压痛，或大便不畅。治疗虚寒多以温阳扶正为主，治疗实寒则以温阳化瘀攻下为法。

癌痛虽然阳虚寒盛者居多，但也不可忽视热性证候，亦不可忽视阳虚寒盛与热毒兼杂者。例如上热下寒，或上寒下热者，在临证时也常见到。我们发现，对癌痛病人应定期监测血象，一旦发现白细胞计数上升，即应考虑是否为局部热邪所致。

应用温阳药物的时候，一定要注意温热药易耗液伤阴之弊，必要时可以温阳的同时使用养阴药，或者用阴中求阳之法。

癌症这一顽疾，病情属性总体为阴证。癌痛的病机又多为阳虚寒凝，故选方用药当以辛温散寒为主。治疗方案要根据病人病情、病位、病程及体质强弱来决定，既辨证又辨病，不可执着于只有清热解毒才能抗癌止痛。

3. 三禁：以疾恶如仇之心，"见癌诛癌"

癌症是一种全身消耗性疾病，癌细胞在生长繁殖的过程中，会大量消耗人体气血。一般认为，使用补益之品可以提高机体免疫功能，减少癌症复发和转移概率，但目前尚缺少有力证据。以攻邪为主的治疗方法，这也是临床证实的治疗癌痛的有效方法。如果病人表现邪实明显，然而正气不衰，患处疼痛剧烈，为缓解疼痛和抑制病灶，可以采用祛毒破瘀攻下之法；若癌症病人处于手术、放疗、化疗以后，疼痛并不剧烈，为正气有待恢复之时，则攻邪药物应适当少用，以扶正固本为宜。

扶正与祛邪同时应用的方法，适用于病情相对稳定，正邪斗争并不剧烈的癌痛病人。面对正邪的激烈矛盾，要做到祛邪而不伤正，扶正又有助于祛邪。总体来说，早中期癌症病人，体力未衰，气血未损，疼痛剧烈者，可偏重于祛邪；晚期癌症病人，气血衰败，虽有疼痛，也应以扶正为主。

想要短期缓解癌痛，同时又顾护胃气，使病人带瘤生存，确实要仔细体味。"见癌诛癌""玉石俱焚"的做法并不可取。癌症被撬动，但病人也已奄奄一息，这是医生和家属都不希望见到的事情，因而用药要有的放矢。只要病人能承受，当用峻猛就用峻猛，且攻邪之后，病人疼痛缓解，二便通畅，胃口渐佳，病情趋于稳定，就要守方，不可中途停药；如果病人服药后，出现不良反应，恶心呕吐，纳差，疼痛加剧，就应该调整治疗策略。

"见癌诛癌"地一味蛮干，是欠妥当的，而一味扶正的做法，也有其盲目之处。

十三、治疗癌症，必须兼顾原发灶和转移灶

我曾治一位上颌窦恶性肿瘤病人。病人为女性，花信年华，经常左侧头痛，鼻塞，偶鼻涕中带血，后左侧面部肿大，某医学院附属医院诊断为上颌窦恶性肿瘤，术后行放疗 2 个疗程，次年秋季头痛复发，鼻左侧不通，喉痛，偶尔咳嗽，胸部隐隐作痛。复查发现左侧面部肿瘤复发，影像学提示肺部多发可疑结节，左侧颈部淋巴结肿大，最大者 15 mm × 10 mm，散在较多小淋巴结，不宜手术。

症见左侧头痛，鼻左侧肿胀刺痛，鼻塞，偶尔鼻涕带血丝，伴气

短，心悸，纳差，乏力，口干口苦。月经量少，色暗，经行小腹疼痛。小便可，大便通而不畅。面色苍白，体质消瘦，查体可触及颈部肿大淋巴结，有压痛。舌质淡，苔白腻，脉弦有力。

病人表示家境困难，希望开些便宜的药。本来我打算上二十五味备急丹的，听她这么一说，也就打消了念头。这样一来，只能从减轻病人负担入手，主攻原发病灶上颌窦恶性肿瘤，用少量药物兼顾肺部结节。

当时的方子，就是小柴胡汤合方四物汤、鼻咽癌验方加减。病人口干、口苦、纳差，符合少阳病。使用四物汤是因病人月经量少，色暗，经行小腹疼痛，须调经养血。鼻咽癌验方为辨病用方。

处方：柴胡15g，法半夏15g，党参15g，黄芩5g，茯苓20g，当归15g，熟地黄20g，苍耳子7g，辛夷花15g，白芷15g，辽细辛10g，仙鹤草30g，白花蛇舌草15g，半枝莲15g，砂炒干蟾15g，夏枯草10g，薏苡仁30g，炙甘草10g，生姜10g，红枣（去核）10g。30剂，水煎服。每日1剂，水煎取2碗，早晚分服。

病人服药后，左侧头痛、鼻左侧疼痛、鼻塞、血涕、气短、纳差、乏力、口干口苦诸症缓解，颈部肿大淋巴结略有缩小，食欲良好，二便通畅，每天可慢跑5千米。唯月经色暗、经行腹痛未见明显变化，偶尔胸闷、胸部刺痛。后基本以此方加减，服药3个月后，经某医院复查，复发之上颌窦恶性肿瘤已消失，颈部肿大淋巴结消退，肺部可疑淋巴结增多增大，肺转移癌待排除。

看到检查结果，我非常懊恼，当初不应妇人之仁，应该坚持己见给病人用药。据以往的经验，原发灶和转移灶同时为患时，必须加大抗癌药物的剂量，同时还要制订治疗原发病灶和转移灶的两套方案，合方服用。

事后分析，该病人应在原方的基础上，加服二十五味备急丹，再加上蜈蚣、蝉蜕、炒僵蚕、露蜂房、蜜百部、藤梨根、海藻、牡蛎等治疗肺癌之品，同时还要根据肺癌的病机特点，全程益气养阴，配伍北黄芪、天花粉等。

小柴胡汤、四君子汤、六君子汤等都是一般性的扶正方剂，白花蛇舌草、半枝莲、三棱、莪术、青龙衣、露蜂房、壁虎、水蛭、干蟾、斑蝥、三七、麝香、红豆杉、天南星、姜半夏等，是通用的抗癌止痛中药。

不同的癌症，病机偏重也不同，如甲状腺癌、食管癌、乳腺癌等，气结症状明显时，多表现为胀痛，还要加入行气散结之品；子宫、肝、胃等部位的癌症，积滞较重时，常表现为刺痛，或阵发性剧痛，破血攻下的药力就要加强；膀胱癌多伴有湿邪聚结，小便刺痛，就要使用化湿的红豆杉、土茯苓等。由于肝主疏泄，可以促进大便排泄，肝气不通，则大便不畅，故抗癌止痛药中还要经常配伍桃仁、红花、三棱、莪术、大黄等行气活血之品，促进大肠蠕动，将痰湿瘀血等病邪排出体外，以助于消除疼痛。

由于现在绝大部分药材的有效成分比古代含量低，故用药剂量稍大情有可原。我们所用处方，大部分遵循药典建议用量，只有一些特殊用药，剂量要超出常规。

例如，消化道恶性肿瘤疼痛，使用薏苡附子败酱散，薏苡仁要用60~90 g，才能够起到抗癌止痛作用；常用抗癌中草药菝葜，用于上消化道癌痛时，单日剂量要用30~60 g，才有较好的抗癌止痛作用。中医的不传之秘在于剂量，而这就是古人多年临床经验的总结。

有些时候，药物的配伍比例也起到关键作用，如抗癌止痛的三七，可以组成多种药对，三七和水蛭 1 ∶ 1 配伍时，可以治疗各种癌症刺痛；三七和阿胶 1 ∶ 2 配伍时，用于肺癌胸痛咯血，效果最佳；在虎七散中，三七和壁虎的比例是 1 ∶ 3，其软坚散结，治疗食管癌、胃癌疼痛，效果最好。

十四、中药治疗癌症病人肠梗阻的临床体会

肠梗阻是常见的，也是最严重的消化道急症之一。癌症导致的肠梗阻有较高的发病率，特别是盆腔和消化道恶性肿瘤晚期，极易发生肠梗阻，其中，原发或转移癌引起的肠梗阻称恶性肠梗阻。晚期癌症病人之肠梗阻常呈多发性，大多疼痛剧烈，病情危重，预后较差，治疗上非常棘手。

肠梗阻，类似中医的"关格不通"及"肠结证"，以腹部剧烈疼痛、呕吐、腹胀拒按、大便不通为主症。中医认为，肠为六腑之一，"传化物而不藏"，以通降下行为顺。若肠道通降失常，就有可能发为肠梗阻。

肠梗阻初始症状通常为间歇性出现，并可自发缓解，部分病人之肠梗阻随病情进展而逐渐恶化为持续性肠梗阻，伴有剧烈的腹痛腹胀。此时如果处理不当，病情继续进展，可出现肠穿孔或坏死、感染性腹膜炎、感染性休克等严重并发症。

本病的治疗，应根据不同情况制订方案。一般来说，绞窄性肠梗阻或有肠坏死、肠穿孔者，必须手术治疗。中医治疗，主要以"攻里通下"为基本原则。由于寒热证候的不同，分别采用温下与寒下法，对虚实夹杂的病人可以用攻补兼施的方法。

1. 热结型肠梗阻

癌症病人肠梗阻，其中热结型不是没有，但相对少见。

如某肠癌病人，男性，40余岁。腹部胀痛，伴呕吐不止，辗转求医于各医院，西医建议手术治疗，病人拒绝。而后求治于中医，几位医生亦不敢处理，都建议手术。后经朋友介绍，到我门诊就诊。

时症见腹痛剧烈，腹部拒按，恶心呕吐，数日不能进食，每日只能喝少许米粥，大便秘结，10日未行。舌苔黄燥，口唇干裂。一派实热之象，拟用加味大柴胡汤。

处方：前胡25 g，黄芩10 g，赤芍30 g，姜半夏15 g，生姜15 g，麸炒枳实15 g，大黄15 g，槟榔15 g，牵牛子15 g，砂仁5 g，草豆蔻10 g，红枣（去核）10 g。2剂，水煎服。每日1剂，分2次温服。亦可用药渣再煎水，保留灌肠。

病人服药后3~4个小时，肠蠕动明显增加，排出较多粪便，腹痛腹胀缓解。复诊时，腹胀腹痛皆无，食欲渐佳，嘱其服用健脾消积散，每次3~5 g，每日2次，保持大便呈糊状。禁食油腻煎炸及难消化的食物。随访3个月，未见复发。

2. 寒结型肠梗阻

寒结类型的肠梗阻，在晚期癌症病人中较为常见。大多表现为平素畏寒，或伴有形寒肢冷，突然腹痛剧烈，可见肠形及肠蠕动波，腹痛拒按，大便秘结不通，脉沉迟，苔白腻。此证以三物备急丸为正治之法，亦可用大建中汤或理中汤加攻下之品治疗。

如某病人，中年男性，中等身材。结肠癌术后，腹部隐痛，食欲较差，二便正常。因女儿回家探亲，病人吃了半盒糯米糕，当天夜里突然腹痛加剧，腹部拒按，停止排便排气。某医院急诊科诊断为粘连性肠梗阻。采取药物灌肠后，腹痛稍缓解，但每次进食后，疼痛又会加剧，在急诊科住了1周，症状时好时坏，始终不能痊愈。医院建议手术治疗，病人及家属拒绝，来我处就诊。

病人平素畏寒，刻下腹痛拒按，四肢欠温，大便秘结，数日不行。舌苔白厚腻，脉沉。一派阳虚寒凝之象。拟方大建中汤加减。

处方：黄芪60g，皂角刺50g，花椒10g，干姜30g，红参20g，枳实15g，槟榔15g，大黄15g，牵牛子15g。2剂，水煎服。每日1剂，煎取2碗药汁，兑蜂蜜200ml，早晚分服。嘱大便通后，先喝稀粥，不要吃坚硬难消化的食物。

病人服药后大便通畅，腹胀腹痛缓解。仍纳差，乏力。再续前方7剂，减红参为15g，去牵牛子，每日1剂，煮水代茶饮。1个月后，病人来开中药预防癌症复发，告知服上药后，腹胀腹痛未再复发，现在精神状态好，胃口也好，手脚暖和，二便通畅。

我还曾接诊一名病人，中年男性。贲门癌，伴复合性胃和十二指肠球部溃疡、畸形及胃幽门不全性梗阻。病人胃痛剧烈，胃痛彻背，食入即吐，日轻夜重，每天只能喝少量牛奶和稀饭，症状已持续2年多。

病人形寒肢冷，腹胀腹痛，平素喜热饮，常年不敢喝冷水，大便秘结，数日不通。某医院检查后，诊为胃贲门癌，伴十二指肠球部溃疡、畸形，胃幽门不全性梗阻，建议手术治疗，病人拒绝。查体：病人形销骨立，面色苍白。舌质淡红，舌苔白厚腻，脉沉紧。实验室检查示重度贫血。

病人胃痛剧烈，胃痛彻背，形寒肢冷，腹胀腹痛，平素喜热饮，常年不敢喝冷水，大便数日不通，一派阳虚寒凝并肠道积滞之象，证属寒积。用温中散寒、化瘀止痛之法，选用附子理中汤合二十五味备急丹。二十五味备急丹常用于治疗胃贲门癌，同时具温下消积之力，为辨病处方。

处方：制附子 15 g，干姜 15 g，白术 30 g，红参 15 g，燀桃仁 5 g，红花 10 g，三棱 10 g，莪术 10 g，大黄 10 g，牵牛子 10 g，槟榔 15 g，砂仁 5 g，炙甘草 15 g。15 剂，水煎服。每日 1 剂，早晚分服。

二十五味备急丹，每日 5 g，每日 1 次，临睡前服。

病人服药后大便通畅，疼痛骤减。后以化瘤汤随症加减，服药 2~3 个月时，从大便排出较多黏冻状物，历时半年，诸症消失，体重增加。

后经医院检查，病人贲门癌病灶同前对比明显缩小；复合性胃和十二指肠球部畸形无改变；复合性胃和十二指肠球部溃疡及胃幽门不全性梗阻基本消失。随访 1 年，病人已恢复工作。

3. 阳虚型肠梗阻

阳虚型肠梗阻，证属虚实夹杂，在晚期癌症病人中也较为常见。病人多为老年病人，平素畏寒，反复发生肠梗阻，腹部可见肠形及肠蠕动波，大便秘结不通，脉沉迟，苔白腻。其中阳虚型肠梗阻与寒结型肠梗阻的鉴别在于：寒结型肠梗阻病情较重，疼痛剧烈；阳虚型肠梗阻，大多来势缓慢，多为不完全性肠梗阻，或可反复发作而演变为寒结型肠梗阻。

阳虚型肠梗阻治法为温阳通下，理中汤加减即可。一般常用剂量为：炙甘草 20 g，干姜 30 g，红参 20 g，白术 60 g，槟榔 10 g，牵牛子 10~15 g。水煎服。大便通畅后，改以吴茱萸敷肚脐，可以预防复发。

4. 癌症晚期肠梗阻单方、验方

在癌症晚期肠梗阻的治疗上，有些单方、验方，作为辅助治疗方法，确有独特疗效。常用单方、验方如下。

对于各型肠梗阻，在服用中药的同时，将生葱切碎，用锅炒热，或将海盐 500 g、吴茱萸 15 g 炒热，用毛巾包好热敷腹部，药冷了再炒。如此反复操作，作为辅助治疗，对各种肠梗阻导致的腹胀腹痛均有一定的止痛效果，部分病人使用后肠蠕动增加，4~6 小时大便即通。

还可以将丁香 30 g 研碎，加食醋调成膏状，敷在脐部，用胶布固定。一般用药后 2~3 小时即可听到肠鸣音，8~10 小时可排便排气。该法可用来防治反复发作的肠梗阻。

吴茱萸打粉外敷肚脐也是常用的方法之一。以吴茱萸 10 g，研极细粉，加米醋调成糊状，敷于肚脐处，外用胶布固定，每 12 小时换药 1 次。吴茱萸辛热，入肝、脾、肾经，可以引火归原，上暖脾胃，下温肾阳，又有疏肝降气、散寒止痛之功，可以促进胃肠功能恢复。

如某病人，男性，65 岁。肝癌，腹膜后及肠系膜多发转移灶，肠梗阻反复发作，腹痛腹胀，大便不通，口服中药有效，但病情总是反复，后以理中汤加槟榔、牵牛子各 10 g 治疗半个月，改以每日用吴茱萸粉敷肚脐。病人复诊时说，每次敷药后 2~3 个小时就开始频频矢气，6~8 小时就能排出大便。随访 3 个月，病人肠梗阻未再复发。

讲到癌症病人肠梗阻的治疗，一定少不了灌肠。对于肠粘连而不完全性肠梗阻的病人，用经方大承气汤煎水灌肠效果比较好。在有些医院，给腹部术后肠梗阻或肠粘连的病人用大承气汤灌肠，已成为临床治疗规范。至于癌症病人的恶性肠梗阻，严重的只能尽快手术；如果是肠道内长满肿瘤而导致的肠梗阻，无法手术治疗，中药灌肠可能也无法取得满意的效果。

有些病人，灌肠刚开始使用有效，用一段时间后就没有效果了；

有些病人灌肠后反而腹痛加重，那就不得不停止灌肠。不过，对于癌症病人的轻中度肠梗阻，用大承气汤灌肠的效果还是令人满意的。另外，如果是晚期癌症病人，长期使用麻醉性止痛药造成的麻痹性肠梗阻，一般药物无效时，可试用吴茱萸外敷肚脐，同时使用大承气汤灌肠，常有佳效。

需要说明的是，灌肠的效果肯定不如中药内服。有些恶性肠梗阻十分严重，一般灌肠无效，只有采用内服中药加吴茱萸敷肚脐等联合治疗，才能缓解症状，控制病情。

十五、直肠癌术后四逆散证

我曾治疗一直肠癌术后老年男性病人。初诊时，病人腹痛，畏寒，咽干，手足欠温，全身自汗，盗汗，大便秘结，数日一行。舌质暗，苔微黄，脉弦数。

病人5年前做过直肠癌手术，术后做过10次化疗，化疗后连续感冒，感冒好了以后，总觉得怕冷。当地中医予中药治疗，方中有紫河车等温补类中药。服中药后，怕冷非但不能缓解，反而逐渐加重，迁延不愈，后来又吃了四逆汤等方子，病情愈加严重。病情持续数年之久，其间也曾四处求医，在当地各大医院及四川等处就诊，各种方法都试过了，并无寸功。

几年来也是不断吃药，每天都吃很多附子，病人自述已经吃了几麻袋附子，但是怕冷症状从来没有缓解。就连三伏天，也要穿羽绒服，晚上睡觉还要盖棉被。听昆明一医生介绍我，遂满怀期待，前来就诊。

症见腹痛腹泻，时常水样便，伴神疲乏力，消瘦，纳差，畏寒，自汗，盗汗。诊其舌脉，舌质紫暗，苔薄白腻中间微黄，脉弦滑。触诊腹部柔软。

首诊走常规路子，用半夏泻心汤合方理中汤加减。我坚信病人腹痛腹泻，触诊腹部柔软，必是半夏泻心汤证；形寒肢冷、消瘦、纳差，当温补中焦，用理中汤。处方7剂。

因病人病情较重，并已迁延多年，嘱其暂时不要离开广州，先吃几剂中药，摸摸路子。

病人复诊时病情无明显变化，依然怕冷，腹痛腹泻。病人自知病情棘手，也并未抱着覆杯而愈的幻想，希望能带1个月的药回去，吃一段时间再看效果。

诊其舌脉，仍是舌质紫暗，苔薄白腻中间微黄，脉象弦滑。无意中碰到病人的手指，竟然手冷如冰，指甲异常青紫。猛然想起四逆散证，阳郁厥逆，病人手足不温，或腹痛，或泄利下重。思索再三，处方四逆散合方当归四逆汤加吴茱萸汤，同时配合二十五味备急丹。

处方：前胡15 g，赤芍15 g，枳实15 g，肉桂15 g，红枣（去核）5枚，当归10 g，辽细辛6 g，木通10 g，吴茱萸5 g，炙甘草15 g。30剂，水煎服。每日1剂，早晚分服。

二十五味备急丹，每次3~5 g，每日1次，晚上临睡前服，以每日大便呈糊状为度。

结果病人服药当天，竟然一天都没有大便。嘱其将二十五味备急丹少少加量，以大便保持糊状为宜。半个月后，病人畏寒大减，腹痛腹泻明显好转，自汗、盗汗、乏力等症好转。服完30剂中药，病人感激不已。后来我给病人开了1个月的薯蓣丸，嘱其每日10 g，早餐前服，巩固疗效。

此后有2~3年没有联系，本以为他可能不在人世了。后来他推荐别的病人来门诊开药，才知道他在服用中药以后，恢复得相当不错。只在冬天降温的时候，需要添一些厚衣服，平时都可以正常着装，腹痛腹泻、怕冷等症状未再复发。

该病人极度畏寒，却不是阳虚之证。原因是外邪传经入里，气机郁遏，不得疏泄，阳气内郁而不能四达。治疗当以透邪解郁、疏肝理脾为主。故鹿茸、附子等温阳之法，都不适合。其畏寒肢冷等症状极重，夏天要穿羽绒服，证属阳郁厥逆。其辨证要点，当从四逆散证"手足不温，或腹痛，或泄利下重"入手，而非半夏泻心汤的腹痛腹泻、触诊腹部柔软。又，长期腹痛腹泻，久治不愈，当下之，故采用二十五味备急丹。

十六、针灸治疗癌痛心得

针灸治疗癌痛，只要对症精准，有时疗效立竿见影。而针药并施，止痛见效快，疗效又持久，不失为治癌痛良策。

1. 刺络拔罐法

晚期胰腺癌病人，上腹部常剧烈疼痛，常规止痛药治疗效果并不理想。我在临床中发现，胰腺癌病人的腰部大多会有显著的触痛点或者疼痛剧烈的区域，对此处采取刺络拔罐法，部分病人的疼痛可当场缓解。

我曾治疗一位上腹部剧烈疼痛6个月的胰腺癌病人。病人述每次疼痛发作时，都会叫家属在腰背部疼痛剧烈的位置揉按，可以缓解疼痛。我自忖，如果该痛点按摩有效，那么刺络拔罐，效果应该更好。当即在病人胰俞、肝俞、脾俞及背部触痛点等处，刺络拔罐，20分钟后，病人疼痛缓解，面露笑容。

又，一例恶性骨肿瘤病人，男性，60余岁，每天傍晚开始腰痛，天亮以后逐渐缓解，如此日复一日，周而复始，病人痛苦不堪。医生认为病人已经病入膏肓，两侧胯骨、肺部纵隔等处都有转移，没有治疗价值，开些止痛药就叫病人回去了。

病人家属和我商量，姑且死马当活马医，有什么办法就试一试，能让病人少遭点罪也就值了。

我在病人腰部压痛点上刺络放血，然后在上面拔火罐，拔了40~50分钟，起罐后，只见病人腰部右侧出来了许多小血疱，刺破血疱，里面流出似脓非脓、似血非血的黏稠液体，接着又在原处继续拔罐，又拔出来好多黏稠液体。

第2天，病人家属告知，病人当天晚上没有吃止痛药，也没有说腰痛。只不过，刺络拔罐的止痛效果并不持久，每次刺络拔罐只能维持1~2天。就这样，我每周都给病人刺络拔罐，每次都能拔出许多黏稠液体，连续拔了1个多月，远期效果逐渐好了起来，每次拔罐，能维持3~4天不吃止痛药。

该病人服用阳和汤半年多，病情逐渐稳定，后来坚持服用鹿角粉，维持近十年。期间几次复查，肿瘤病灶没有增长，也没有缩小，仅阴雨天时腰部隐痛。

另外，古医书中记载，鹿角是乳痈要药，现代多用于乳腺癌、乳腺增生疼痛等病症，但是鲜有医家提及若乳痈同时伴有痔疮发作当禁用鹿角。如果痔疮发作，误用鹿角会导致疼痛及出血加重。

2. 刺络放血法

有一次国庆放假，我陪朋友在医院值班。一位60余岁的肺癌脑转移病人正在做放疗，每天要静脉滴注甘露醇、口服强的松等药物预防性减轻脑水肿。当天病人和儿子闹别扭，情绪异常激动，突发头痛欲裂，出现上肢抽搐，双侧瞳孔不等大等圆，立刻静脉滴注甘露醇，症状仍然不能缓解。病人双手紧紧抓着床边，双手不时抽搐。

我发现病人颞部青筋暴露，赶紧叫朋友在病人太阳穴处刺络放血，结果刺络放血后还不到2分钟，病人头痛缓解。2个小时以后，医生查体，病人双侧瞳孔等大等圆，紧急状态已经解除。

3. 针刺法或针药并用法

（1）直肠癌

某病人，直肠癌术后半年，行10余次放疗，大便夹杂少量鲜血，血色鲜红，起初以为是痔疮发作，故未重视，之后便血量逐渐增多，同时发现大便中夹杂烂肉状物，入院治疗，检查结果为肠癌复发，医院建议手术，病人拒绝。

病人自诉肛门灼痛，排便时疼痛加重，伴有大量鲜血，现不能端坐，里急后重，便意频频，肛肠科会诊，认为已形成肛瘘。我告诉病人，不要绝望，可以尝试保守治疗。

我发现，病人上唇系带处有许多白色结节，便用采血针将其逐个刺破，病人疼痛当即缓解。后以《辨证录》益后汤加减治疗，嘱其清淡饮食，多散步，少坐着。

处方：茯苓30 g，白芍30 g，地榆炭15 g，壁虎15 g，怀山药30 g，薏苡仁60 g，炒刺猬皮15 g，制附子7 g，败酱草20 g。7剂，水煎服。每日1剂，早晚分服。

耆婆万病丸每次1 g，每日1次。嘱其若服药后腹泻则减量，若大便成形则稍稍加量，以保持大便呈糊状为宜。

复诊时病人告知，服药后大便通畅，日行3~5次，肛门疼痛缓解

1/2，便血明显减少，希望继续服用中药。

（2）胃癌

某胃癌病人，老年男性。胃脘部疼痛伴纳差1周。胃癌手术化疗后3个月。半个月前因吃烧排骨，引起胃痛、恶心、呕吐，胃脘及腹部胀满不适，喜温喜按，打嗝及排气则舒。曾自行服用健胃消食片，腹胀症状稍有缓解。1周前又因进食油腻食物，引起胃脘部疼痛，腹胀腹痛，食欲不振，时有呃逆，二便调，舌淡苔薄白，脉弦细。

首诊，取病人脐部坤位（13点钟方向），距离肚脐1 cm处，选压痛点垂直施针，针尖触到腹膜，针下稍有抵触感即停止进针。嘱病人进行缓慢的深呼吸，留针40分钟。病人诉针刺后10分钟左右，胃脘疼痛开始缓解，当天下午腹中肠鸣，矢气开始增加，腹胀减轻。

二诊，病人胃脘部疼痛未再复发，现大便未解，腹胀如故，给予健脾丸加鸡矢藤30 g、鸡内金15 g、丹参15 g、牵牛子10 g。7剂，水煎服。脐部坤位置入蛋白线1根，双侧足三里穴各置入蛋白线1根。病人诉当天下午大便2次，量多，有酸臭之气。

三诊，病人无明显不适，改以岐黄散，每次5 g，每日2次，早晚服。菝葜60 g、青龙衣30 g，每日1剂，煮水代茶饮，以增强体质，防止肿瘤术后复发。

我曾远程指导过一个学生接诊病人。病人女性，40余岁，胃癌术后，因饮食不当，突发腹痛腹胀，病人蜷着身子。家属代诉，病人自一个小时前开始腹痛，且腹痛逐渐加重，主要是左侧小腹及腹部胀痛，胃脘部不适。

我告诉学生，先让病人平躺，做详细的检查，触诊结果示病人腹部没有明显的压痛、反跳痛，腹肌不紧张，但是在病人的脐部震位靠近巽位的地方（9~10点钟方向）有一个很深的纹理，用拇指点按，伴有压痛。

震位主肝，巽位主风，肝风扰动，当为肝气郁滞。学生问病人是否是因生气犯病的，病人说是，发病前和人吵了一架。嘱学生继续用拇指点按震位，发现里面有一个豆大的结节，用力按压，病人说很痛，再问病人腹部还痛不痛，病人说："不痛了。"按照常规方法，消毒后，在震位垂直进针，针尖触到腹膜即可。嘱病人同时进行缓慢的深呼吸，留针40分钟。病人当场便说针入痛止。

（3）结肠癌

某结肠癌病人，术后肠粘连，腹痛反复发作3年。每月犯病2~3次，每次犯病时，腹痛难忍，大便不通，伴有低热，面色苍白，汗自出，脉弦紧。

取病人脐部乾位（17点钟方向）有明显结节条索状物处，垂直进针，针尖触到腹膜，针下稍有抵触感即止。嘱病人同时进行缓慢的深呼吸，留针40分钟，起针后再置入蛋白线1根。处方健脾消积散，每次3~5g，每日2次，饭前服。病人当天腹痛缓解，大便通畅。3个月后过来开中药时告知，自上次治疗后，肠粘连未再复发。病人不住赞叹中医神效！

（4）胆囊癌

曾有一例胆囊癌病人，老年，女性。上腹部剧烈疼痛，服用止痛药不能完全缓解。症见上腹部剧烈疼痛，精神萎靡，头晕心悸，四肢无力，面目黄染，手足欠温，二便调。脐部坤位和巽位压痛，点按后病人腹痛稍缓解，但仍然疼痛，遂决定在坤位和巽位进针，针尖触到腹膜稍有抵触时即停止进针。嘱病人进行缓慢的深呼吸。从下针到疼痛消失，大约 15 分钟的时间。

此后我又用脐针治疗过其他几例肝癌、胆囊癌病人，大部分病人疼痛当场缓解。同时配合置入生物蛋白线和口服中药治疗，部分病人疼痛得到有效控制。

4.雷火针法

某女性病人，56 岁，患肝内胆管癌，肝区剧烈疼痛，腹胀，食欲不振，大便不畅，逐渐卧床不起。采用肚脐上隔盐灸，同时选取肝区压痛点，采用雷火针法治疗，每日 1 次，每次 21 针。病人腹痛日减，饮食日增，体力逐渐恢复。十多天后，老人家竟可以到楼下散步。后来又继续用这个方法治疗，共计维持了 1 年多。

叶昱彤医生曾协助我治疗一位病人，该病人男性，82 岁，结肠癌术后复发。病人形体肥胖，体重近 100 kg，家属搀扶就诊。

症见腹部阵痛，大便日行 1~2 次，夹杂黏液及少量鲜血，食欲尚可。伴口干，疲惫无力，动则大汗淋漓，小便频数，夜尿 4~5 次。既往有高血压、糖尿病及高脂血症病史。舌质暗，舌体胖大，边有齿痕，苔略黄腻，脉弦细。

因病人拒绝化疗及服用中药，故而采用雷火针法治疗。主穴选取腰骶部八髎穴，配穴取脾俞、胃俞、大肠俞及膀胱俞。治疗当天，病人自觉腹部舒适，疼痛缓解，夜尿减少。效不更方，隔日治疗 1 次，7 次治疗完毕，病人体力日渐好转，精神面貌渐佳。嘱其多运动，清淡饮食。病人竟每周 2 次爬到白云山顶。而在此之前，他以为这辈子都没办法再爬山了。

雷火针法

功用：温经散寒，通络镇痛。

主治：用于风湿顽痹、癥瘕积聚、癌症骨转移疼痛等的治疗，具有显著的强壮及镇痛作用。

处方：熟蕲艾绒 35 g，乳香、没药、穿山甲、硫黄、雄黄、草乌、川乌、桃树皮各 5 g，麝香 0.5 g。

用法：上药共为细末，拌艾绒。以厚纸裁成长条，将药艾铺在纸上，卷成拇指粗的艾条，长 10~15 cm，用瓷瓶密封，埋地中 49 日，取出备用。用时在灯上点燃，吹灭，隔麻纸十层，乘热按于患处，使热气直入体内。

按：雷火针法，又称雷火神针。首见于《本草纲目》。本法是有名的药灸，之所以称为"针"，是因为操作时，将艾火按于穴位之上，类似针法。雷火针法，在其他医籍如《针灸大成》《外科正宗》中亦有记载，但配方略有差异。

民间疗法，看似雕虫小技，但只要运用得当，有时也能出奇制胜，缓解病人痛苦。

十七、大便与饮食

1. 癌症病人不怕大便次数多，就怕大便不通畅

凡大便次数多、大便稀的癌症病人，一般都不会发生剧烈疼痛，治疗效果也好。

曾有一个肠癌病人，老年男性。病人术后 1 年肠癌复发，让我给他治疗腹泻。我告诉他，体内的痰饮和瘀血等会从大便排出体外。现在只有腹泻，而并没有发生癌痛，是病邪在自寻退路。病人不以为然，说腹泻使得身上没力气。我说，没力气不要紧，适当锻炼，多吃五谷杂粮就可以了。

这位老先生很不爽，我建议他"通因通用"，吃耆婆万病丸，他头也没回就走了。过了两个多月，这位老先生又回来了，说："医生，我后悔呀，我找了几个医生把腹泻治好了。但现在肚子痛，不能吃饭了。"

我只好给他开药，理中汤加大黄、牵牛子，再三嘱咐他，务必让大便保持糊状。几剂药服下，病人大便通畅，日行4~5次，结果肚子不痛了，胃口也好了。像他这样除了大便次数多，别无疼痛的癌症病人，最好的办法就是不固涩止泻，而采取"以通为用"的策略。

一般癌症病人，疼痛剧烈、迅速恶化、复发和转移的，大多伴有大便不通畅，或长期大便秘结。

因此，我常跟学生们说，癌症病人不怕大便次数多，就怕大便不通畅。如果病人大便干燥怎么办呢？理中汤加大黄、牵牛子，或辨证选用四消丸、三物备急丸，或采用二十五味备急丹。

另外，治疗肝癌疼痛时，配合介入治疗十分必要。凡是肝癌疼痛，介入治疗的术前术后全程服用中药，大多效果都很好。不少病人都可以在无痛状态下活3~5年，有些甚至能活过7年，且病情稳定。有些病人术后过两年肝上又长了肿块，再做几次介入，吃中药改善（缓解）疼痛等不适，就又没事了。不做介入，只吃中药，有些效果也很好，但是做介入，术前术后全程服用中药，效果最好。

2. 癌症病人当清淡饮食

对于癌症病人来说，食肉越多，病灶就长得越快，疼痛也愈加剧烈。所以，我要求病人尽量清淡饮食，粗茶淡饭，鸡鱼肉蛋每周1~2顿即可，切不可无肉不欢。

曾有一位直肠癌病人，男性，50余岁，手术做得很成功，之后也按要求完成了放疗、化疗。这位病人的治疗采取的是中西医结合的路子，术前术后全程服用中药。我再三告诉他，一定要清淡饮食，每天坚持散步，并定期复查。结果这位病人以为自己恢复得很好，身体也无明显不适，半年多都没有复查，直到后来肝区疼痛才去医院检查，发现肝上出现了一个直径 20 mm 的肿瘤。

起初我用二十五味备急丹为其治疗，不到 1 个月，病人疼痛便消失了。起初几个月维持得很好，1 年后，病人又开始懈怠，也不按时服药了，在他过生日的时候，女儿买了两只大龙虾，他来者不拒，吃了不少，结果就在吃龙虾的当天夜里，肝区突然剧烈疼痛，一夜之间就在急诊科注射了两次吗啡，但药力一过，还是剧痛难忍。

再次就诊时，病人向我发誓，以后绝不乱吃东西了。

就像一位外科医生朋友所说，以现在的医疗条件而言，绝不是手术、放疗、化疗之后就万事大吉了。癌症病人术后，若 3 个月不复发，就可以活半年；若半年不复发，就可以活 1 年；若 1 年不复发，就可以活 2 年；若 2 年不复发，就能活 3 年；能活过 5 年，才算打赢了第一仗。期间有任何的疼痛等不适症状，都需高度注意，随时警惕癌症再次复发。

十八、癌症病人一定要坚定信心，保持积极乐观的情绪，配合治疗

1. 即使华佗再世，也难以挽救放弃自己的病人

不少病人及家属，一听说病人被确诊为癌症，立刻精神崩溃。甚至有些已经解除了疼痛，原本可以带瘤生存的癌症病人，当得知自己得了癌症后，就放弃治疗了。

一位农民，因剧烈腹痛，黏液脓血便，被某医院诊为直肠癌晚期，

已经侵犯多个器官，失去手术指征，诊断书送到家属手里，全家人垂头丧气，一筹莫展。医生劝她们说，开朗乐观、积极配合治疗，病人才有希望活下来，家属若打不起精神，病人也会受到影响，加速病情恶化。后来她们强装笑脸，哄骗病人得了"痔疮"，要回家吃中药。病人一听，精神也为之一振。

家属邀请我给他开中药，同时又在医院化疗。尽管全家人守口如瓶，我们也是讳莫如深，不敢透露半点风声，可是病人看了1~2个月病后，渐生疑窦。他拿着病历资料，偷偷到医院挂了肛肠科的专家号。对医生说，自己小舅子病情严重，希望听取专家意见，到底还有没有治疗价值。门诊医生看了他的病历，不假思索地脱口而出："你小舅子得了癌症，已经处于晚期了。"他一听，当场脸色煞白，从此拒绝任何治疗，不到半个月就卧床不起，1个月后就去世了。

"心者，君主之官，神明出焉"，心又是"五脏六腑之大主"。一旦病人意志消沉，精神涣散，即使一点小恙，都有可能转为重症沉疴，更何况是癌症，如果没有坚强的求生意志，很难延续生命。

我也曾见过几例癌痛病人，每次就诊时，不仅附带详尽的病历资料，还用图表展示定期复查的结果。虽然这些病人和其他人接受同样的治疗，但他们的疗效往往较他人要好。

2. 两个带瘤生存的例子

第一个带瘤生存的例子，是一个肝癌病人，老年男性。在常规体检中，发现肝左叶有一个直径 30 mm 的肿瘤，并很快被确诊为原发性肝癌。在某大学附属医院做了肝左叶切除术。术后，在医生建议化疗时，病人回想了身边几个得了癌症后进行手术、化疗，之后没几个月人就没了的例子。然后病人表示只想看中医。

首诊，病人肝区隐痛，伴腹胀，食欲不振，大便1~2日一行，疲惫无力。舌质稍暗，苔白腻，脉弦。当时配了7天的中药，基本是以理中汤合方健脾消积散的路子。

病人服用了1次汤药后，就感觉胃里有一团热气在游动，一股暖流逐渐流向腹部，伴有轻微肠鸣，然后大量排气，当天排出很多黏冻状物，还夹杂着像羊屎一样的粪便。排便后，肝区疼痛逐渐缓解。晚饭后，还到楼下走了几圈，疲惫无力明显好转。谨遵医嘱，晚上10点准时睡觉，一觉醒来已经是第二天早上7点多，这是病人术后半个多月以来睡得最香的一觉。

3个月后，病人回单位，同事们都说他身体恢复得很快，看不出他做过手术。

后来病人每次复诊都开1个月的中药，基本以散剂为主。如果有明显不适症状，就配合汤药内服。病人自觉恢复良好，但是到底恢复到什么程度，心里还是没有底。我告诉病人，务必坚持每3个月复查1次，决不可掉以轻心。

在持续治疗的3年中，病人先后服用了500多剂中药，收到了满意的效果。

此后病人连续几年定期复查，肝肾功能和甲胎蛋白等各项指标都在正常范围内，原来的"三高"问题也不药而愈，脸上和背部的黑斑也减少了。神奇的是，原来脖子上、前胸和腋下长着的许多脂肪颗粒也日渐缩小。

病人曾跟我说，按照医嘱，应每天吃1剂中药，但他曾试过吃1个月，停1个月。结果停药时间长了以后，像肝区隐痛、恶心腹胀、便秘等症状就会反复。他感慨说，战胜癌魔真是持久战，非一朝一夕之所能为也。

病人的爱人，长期反复发作头痛，中医、西医都看过，也用过不少偏方，但就是没办法根治。刚好那段时间病人在服用以吴茱萸汤为主的汤剂，我便嘱病人分些汤药给其夫人，病人的夫人服完中药，头痛竟有 1 个多月没有发作。正应了中医那句话——异病同治。不同的疾病，在其发展过程中，只要出现了相同的病机，就可以采用同一方法治疗。

另一个带瘤生存的例子是一位云南的病人，70 多岁的老人家，女性。乳腺癌，经历了几次手术，也做过其他治疗，但最终还是复发了，她也求诊过当地的几家医院，但几家医院都说无能为力。后来通过朋友介绍，她来我门诊看病。

起初老人家每个月来 1 次，带 1 个月的中药回去。经过我们的精心治疗，老人家的各种不适逐渐缓解，又维持了好些年。让人感动的是，老人家对我念念不忘，在临终之前，唯一的要求就是希望和医生见最后一面，说服用中药以后，一直都没有疼过，好多年都是能吃能睡，希望能向我表达感激之情。在当今社会，如此的医患关系，实属难能可贵。

这位病人性格开朗，善于言谈。我曾试着跟她开玩笑，问她怕不怕死。病人竟然对我说："以前皇帝怕死，也得死。人到七十古来稀，我一个小老百姓，活一天就赚一天。"这位老人家，完全遵从医嘱，清淡饮食，每天两餐五谷杂粮，一餐水果；凌晨即起，每天慢跑 3 km，不管严寒酷暑，一坚持就是好几年。她还买了装维生素的小盒子，把每天服用的岐黄散和三七粉等，都装在空心胶囊里，然后在小盒子的格子里分别放置，确保每天按时服药。

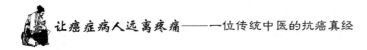
　　癌症病人在无痛状态下带瘤生存的例子并不罕见。保持良好的饮食习惯，拥有健康的心理状态，坚持锻炼，按时服药，便有可能调整脏腑功能，增强抗病能力，从而扭转疾病的预后。

下篇　癌痛专药单方

一、从"中恶"谈沉香的应用

在我刚学中医的时候，村里有位道士，擅长使用沉香治疗痈疽肿毒、腹痛、腹部胀大等病症，部分病人效果很好，其中有些病例在现在看来应属于癌症。而我本人也曾被其用药之疗效所折服，并对其钦佩不已。

我曾见道士治疗一患有宫颈癌的中年妇女，该病人在医院切除了子宫和卵巢，出院还不到 2 个月，就赶上春节，婆婆非要她一起去扫墓。因家中不和，病人长期闷闷不乐。扫墓回来，病人突然性情狂躁，笑骂无常。病人本是女性，声音竟变成男性声音，吓得全家老少一宿都不敢合眼。

道士诊断为"中恶"，治疗方法是先醒神。说来也奇怪，用了道士的方法，病人当即情绪稳定，心平气和地和道士说，她在手术前肚子痛，现在还是肚子痛。道士拿了一些药丸，说里面有沉香，专门治疗疑难杂症。嘱她每天晚上吃 15 粒，如果不腹泻，就每次加 5 粒，一直吃到腹泻即不再加量。病人服药后，每天大便 3~4 次，吃了一个多月，其腹痛和癫狂竟然痊愈。

后来我在医书里看到"礞石滚痰丸"，主治精神分裂症、癫痫等疑难杂症证属顽痰胶结者，其中含有沉香和大黄。文中强调"怪病皆生于痰也"。至此，我恍然大悟，道士所用之方或为礞石滚痰丸。

经过多年应用，我个人的体会是，礞石滚痰丸中沉香降气，礞石化顽痰，二药合用配伍巧妙，临床常用于脑肿瘤、肺癌、纵隔恶性肿瘤、淋巴瘤、淋巴结转移瘤疼痛等。凡症见患处肿胀疼痛，大便干结，或口干口苦，舌苔黄燥，辨证属痰热胶结者，用礞石滚痰丸效果很好。

沉香，又名沉水香，为瑞香科植物沉香或白木香含有树脂的木材。其性辛、苦，温，入肾、脾、胃经。主要具有芳香开窍、降气温中、暖肾纳气的功效。

各种癌症病人，凡是表现为胃、心、胸及腹部胀闷疼痛，或胸闷气喘，恶心呕吐，神志异常，大便秘结，乃至久病怪病，反复发作、迁延不愈者，皆可用沉香。尤其是表现为气滞寒凝、偏于阴证者，效果最好。

受道士影响，我临床常用沉香，以其辛香温通，可以祛胸腹间之阴寒，具有良好的行气止痛作用。如治疗气滞寒凝、胸腹胀痛，常与乌药、槟榔、木香等配伍；治疗脾胃虚寒、胃脘及胁肋胀痛等症，常与肉桂、制附子、干姜等配伍；用于命门火衰、手足厥冷、脐腹疼痛者，可以与制附子、丁香、小茴香等配伍。

益心舒加沉香，可以增强活血化瘀、行气止痛的效果，临床常用于肺癌、纵隔恶性肿瘤等导致的胸部憋闷刺痛，以及冠心病心绞痛等的治疗。

1. 含有沉香的癌痛良方

在我收集的癌痛良方中，有不少含有沉香，如下。

（1）硇砂散

处方：山慈菇 200 g，硼砂 80 g，硇砂、三七各 20 g，冰片 30 g，沉香 50 g。

用法：共研细末，密封保存。每次 5~10 g，用温开水送服，每日 4 次。10 天为一个疗程。服完一个疗程后，改为每日 2 次，以巩固疗效。

该方可治疗食管及贲门癌之胸骨后疼痛、吞咽困难等症，临床使用有效。我曾用其治疗某食管癌病人，病人为老年男性，服用本方 10 天后，疼痛消失，能进流食；1 个月后，体质较前好转，能吃下馒头。随访 3 年，病情稳定。

（2）肺癌汤

处方：沉香 6 g，桔梗 10 g，人参 10 g，北黄芪 30 g，枸杞子 15 g，熟地黄 15 g，白术 15 g，薏苡仁 30 g，石斛 10 g，乌梅 10 g，当归 10 g，川贝母 10 g，桑白皮 15 g，北沙参 10 g。

用法：水煎服。每日 1 剂，早晚分服。

该方可消除肺癌疼痛，缓解不适症状，具有促进食欲、缓解胸部疼痛、消除咳嗽咯血、改善恶病质、增强体力的作用。

（3）胃癌煎剂

处方：降香 10 g，沉香 3 g，郁金 15 g，丹参 30 g，全瓜蒌 30 g，砂仁 10 g，茯苓 30 g，半枝莲 30 g，水蛭 5 g，荷叶 15 g，鸡内金 15 g，干蟾皮 1~2 张。

用法：水煎服。每日 1 剂，分 3 次温服。

我曾用此方治疗胃癌，有效，可缓解疼痛，促进食欲。

（4）沉香百消丸

功效：消癥化积，行水消痞，除胀止痛。

主治：各种积聚肿块，肚腹胀痛，腹大坚硬及饮食过量，消化不良，呕吐嘈杂，胸膈胀满等症。

处方：炒香附250 g，炒五灵脂250 g，牵牛子500 g，沉香50 g。

用法：打为细末，用米醋调成糊状，制成小丸，如绿豆大。每服2~3 g，饭后以生姜汤送下。

综观该方，但凡气滞血瘀痰凝等有形实邪，该方皆可针对性治疗。该方与道家所传"五香丸"组成相同，但用量迥异，故临床适应证有较大区别。沉香百消丸，主治各种癥瘕积聚，以祛除痰饮等有形实邪为主；五香丸，偏于治疗气郁血瘀、痰迷心窍诸症，以治疗功能性病变为主。

沉香百消丸中，香附具有健脾和胃、行气活血等多种功效；沉香降气，可将病理产物从二便排出；五灵脂专入血分散瘀止痛；牵牛子利水消肿，善治癥瘕积聚。四药合用，效专力宏。沉香百消丸主治各种癌痛，尤其是消化道恶性肿瘤，只要是痰瘀互结的有形实邪，胸腹部疼痛剧烈者，皆可使用此方。

如某患有肺癌的老年女性病人，胸闷胸痛，咳嗽，气喘，痰中带血，二便调。以沉香百消丸合方岐黄散，每日10~15 g，早晚分服，嘱其保持大便呈糊状。病人服药半个月后，胸闷胸痛缓解；1个月后，诸症缓解；半年后，一切不适基本消失；1年后复查，右肺肿物略有缩小。随访2年，病人健在。

（5）岐黄散

我常用的岐黄散，也是道家的不传之秘，其主要作用是治疗各种痈疽疔毒、瘰疬、恶性肿瘤，临床用于各种早中期癌症的治疗及辅助治疗，可明显改善癌症病人的疼痛等不适症状。该方主要成分为三七、生水蛭、壁虎和沉香等。前些年沉香价格居高不下，有一段时间为了减轻病人负担，我曾尝试去掉沉香，改以木香配制岐黄散数料，发现改用木香的岐黄散行气止痛的效果明显下降。事后我反思，沉香在岐黄散中不可或缺。

2. 在成方基础上加沉香

我经常在几个成方基础上加沉香，用以治疗癌痛，如下。

（1）耆婆万病丸加沉香

我曾在耆婆万病丸中加入沉香，用其治疗癌痛，疗效让人满意。

如某患有胃癌的老年男性病人，胃脘部剧烈疼痛，犹如刀割，触诊胃脘部坚硬如石，大便秘结，数日一行。每天靠吃止痛药度日，药力一过，疼痛如故。拟方耆婆万病丸，以沉香5g煎水送服。病人服药后，当天大便通畅，日行5~6次，胃脘疼痛立刻缓解，第二天只剩下微微疼痛。病人前后服药半年多，影像学检查示胃脘部肿块明显缩小。该病人一共维持了4年。

此后我又用耆婆万病丸加沉香治疗过几例肝癌病人，效果也很是显著。

（2）六君子汤加沉香

六君子汤加沉香，可以治疗消化道恶性肿瘤，患处肿胀不适，其痛隐隐者。

如某患有胃窦癌的中年男性病人，并发幽门梗阻。术中见胃窦部肿块如鸡蛋大与胰腺粘连，腹腔大网膜及胃小弯等处散在数十粒肿大淋巴结，无法根治，仅切除部分病灶。病理检查结果为转移性腺癌。

病人术后持续性腹部隐痛，腹胀，食欲不振，只能进流食，神疲乏力，面色萎黄，形体消瘦，二便尚可。舌质淡，苔薄白，舌下络脉稍瘀，脉细弱。

此为元气大亏，肝脾不和，癌毒犯胃。治以健脾益气、降气和胃，兼攻癌毒之法。选方六君子汤加减。

处方：黄芪30g，党参30g，茯苓15g，苍术15g，姜半夏15g，陈皮10g，沉香5g，神曲20g，干姜10g，槟榔10g，牵牛子10g，炙甘草10g。7剂，水煎服。每日1剂，早晚分服。

菝葜250g，加猪肉适量，煲汤喝，每日1剂。

服药1周后，病人诸恙好转，排气明显增多，大便通畅，腹胀腹痛减轻，已能进半流质饮食。原方继进，2个月后，病人食欲明显好转，体重增加，面色红润，能做简单劳动。

嘱其加服二十五味备急丹，续前方随症加减。病人服药200余剂，临床症状基本消失，体力、精神恢复，复查发现，其胃窦部充盈，缺损明显好转，全身未见显著异常体征。

（3）理中汤加沉香

理中汤加沉香，可以治疗多种癌痛证属中虚脏寒兼气机逆乱者，疗效令人满意。

如某老年男性病人，胃癌术后，并发腹水。症见腹部胀满，胃脘疼痛，恶心，饮食难下，形体消瘦，畏寒肢冷，面色萎黄，体倦乏力，小便短少，大便干结。舌质淡，苔黄腻，舌下络脉瘀，脉沉细。移动性浊音（＋），两侧锁骨上、左腋窝淋巴结肿大，活动度差，无压痛。拟为脾阳不振，气机逆乱，水湿互结。治以温阳健脾，行气利水，化湿散结。选方理中汤加减。

处方：北黄芪30g，党参30g，白术30g，干姜30g，茯苓30g，白花蛇舌草30g，半边莲30g，薏苡仁60g，沉香5g，槟榔15g，牵牛子 15 g，水蛭 2 g（吞服），三七 5 g（冲服），菝葜 60 g。15 剂。水煎服。每日 1 剂，早晚分服。

耆婆万病丸，每次 0.5~1 g，每日 1 次，临睡前服，以大便保持糊状为宜。

病人服药后胃脘疼痛缓解，腹胀略减。守方加减半年余，诸症逐渐减轻，体力增加，腹水消失。腹部 B 超检查示腹水阴性。颈部及腋窝淋巴结未触及，体重由 49 kg 增加至 64 kg。临床症状消失，生活自理。

曾有一个宫颈癌病人，腹部阵痛，并发癔症，每天看到已经过世的人和她一起睡觉，要用止痛药和镇静剂才能入睡。拟方理中汤加大黄、牵牛子，特意加了沉香 5 g，取其芳香开窍的作用。病人只吃了 7天，幻视幻听即消失。随症加减治疗了 1 个多月，疼痛基本控制，不用止痛药也可以安然入睡。

（4）益心舒加沉香

一老年男性病人，患有周围性肺癌，胸闷胸痛，伴颈肩不适，怕冷，食欲不振，消瘦，小便可，大便干燥，3~5 日一行。舌质暗，苔白腻，舌下络脉瘀，脉弦。拟益心舒加沉香。

处方：红参 100 g，三七 70 g，水蛭 30 g，血竭 30 g，沉香 30 g。打为散剂，每次 5 g，每日 2 次，早晚饭后服。

1 个月后，病人胸闷胸痛缓解，精神体力转佳，大便 2 日一行。效不更方，再续一料。加服二十五味备急丹，每次 5 g，每日 1 次，临睡前服。

病人服药后，疼痛消失，诸症好转，仅偶尔胸闷，生活自理，每顿可以吃 2 碗米饭，大便通畅，每日 2 次。定期复查，病情稳定。

益心舒是国医大师卢芳的经验方，主治胸痹胸痛。原方没有沉香，我喜欢用益心舒加沉香治疗肺癌、纵隔肿瘤疼痛辨证属气虚血瘀者。

另外，我的自拟方二十五味备急丹中亦含有沉香，多数病人服药1周左右疼痛开始缓解，食欲增加。

据相关文献记载，沉香可以治疗多种疾病。现代研究也发现，沉香在治疗消化、呼吸、神经系统疾病和心脑血管疾病方面有显著疗效。其在抗肿瘤方面也有一定的作用。

在中医古籍所记载的众多方剂中，用到沉香的药方不计其数。现在临床常用的中成药中，也有不少含有沉香如时疫救急丹、大活络丸、回天再造丸、沉香化滞丸、理气舒心片、十香返生丸和清心滚痰丸等。

虽然其他香药，如木香、丁香、檀香等，都具有辛香温通、调中止痛的作用，但沉香温中降气益肾，又能消癥瘕积聚，实为诸香上品。作为一味香类药，沉香得到了历代医家及文人墨客的青睐，其他香类药无能出其右者。

二、治疗癌痛的核心药物——巴豆

治疗癌痛，如果一定要选出一味核心药物的话，那么当之无愧的是巴豆；如果一定要选出一个核心方子的话，那就是三物备急丸，扩而充之就是耆婆万病丸，耆婆万病丸通治一切癌痛。另外，我的自拟方二十五味备急丹，也是以露蜂房和巴豆等为主药，有三物备急丸和耆婆万病丸的影子。回到原点，治疗癌痛的核心药物还是巴豆。因为巴豆能夺关斩将，攻坚破积。

很多人一听说巴豆，第一个反应就是它是泻药。但实际上，除泻下之外，它还是治疗癌痛的特效药。巴豆素有性烈之名，历来被称为虎狼之品，但其临床应用并未因其有毒而受限制。

《中药大辞典》记载，巴豆辛热，有毒，入胃、大肠经。《药性论》说巴豆"主破心腹积聚结气"等多种病症。巴豆能峻下冷积，开通闭塞，可以单用巴豆霜装入胶囊吞服，亦可入复方配伍大黄、干姜等制成三物备急丸。我常用其治疗各种癌症疼痛，凡是表现为心腹胀满、胸腹暴痛等者，用巴豆治疗，疗效卓著。

1. 巴豆与大黄——劫霸与将军

按以前的说法，巴豆与大黄，一个是"劫霸"，一个是"将军"，同为攻下消积之品。但二者一热一寒，功效迥然不同。巴豆性热，脏腑寒积者用之；大黄性寒，脏腑实热者用之。对于胃肠积滞、阻塞不通者，寒结用巴豆，热结用大黄。《本草通玄》说："巴豆禀阳刚雄猛之性，有斩关夺门之功，气血未衰，积邪坚固者，诚有神功……故张仲景治伤寒传里恶热者，多用大黄；东垣治五积属脏者，多用巴豆。"

2. 巴豆治疗癌痛的不传之秘

巴豆是治疗癌痛的好药，其不传之秘有二：①巴豆的炮制方法；②巴豆的用量。

（1）巴豆的炮制方法

关于巴豆的炮制，一直是中医的秘中之秘。未经炮制的生巴豆毒性较大，服用后会导致剧烈腹痛、严重腹泻。

《伤寒杂病论》中将巴豆"去皮心，熬黑，研如脂"，制成巴豆霜入药。所谓制霜法，即将药物通过压榨去油制成粉末，或煎炒成渣的炮制方法。从上文可以看出炮制巴豆的四大要点。一，"去皮心"，即去巴豆外壳及果皮等，取净巴豆仁。二，"熬黑"即炒黑，是通过加热处理，使巴豆毒素失去活性。三，"研如脂"，即研成极细末，确保其充分炭化及去除油脂。巴豆的有毒成分主要是巴豆油，高温可以降低巴豆毒性，缓和巴豆的泻下作用。四，"去皮心，熬黑，研如脂"，多重炮制程序，反复炮制以后，确保有效成分如亚油酸、生物碱等抗癌物质可以被充分利用。

有医家将带壳膜的巴豆经过高温制成巴豆炭（整个过程的温度在800℃左右，持续时间约一小时）。实际上，将巴豆炒炭存性，未经去油，研末吞服，仍有少数病人服用后会出现呕吐、腹痛等不良反应，况且直接将巴豆炒炭存性也不是仲景的原意。

我是按仲景原意，将巴豆炮制成炭化巴豆霜。方法与《中华人民共和国药典》中的巴豆霜及巴豆炭制法不同。我炮制巴豆的程序如下：将巴豆仁放入锅中炒成黑色后取出，用乳钵研成粉末，然后再放入锅中炒制，如此反复3~5次，巴豆会逐渐变成均匀的黑色粉末，炒制过程中油烟会逐渐消失，即达到色黑锃亮如"霜"的性状。《珍本医书集成》中说得最透彻："巴豆为最难制，非千锤百炼非细面然，断不可用""非起尽油，断不可用"。只有制成炭化巴豆霜，每天服用0.25~1 g，才能既保证疗效，又不会出现呕吐、腹痛等不适症状。

巴豆这味药，是"劫霸"。用得好，效如桴鼓；用得不好，泻下相当猛烈；未经炮制，吃了又会剧烈腹痛。

为了体验其毒副作用，我曾连续服用巴豆1年，分别尝试了生巴豆仁、依《中华人民共和国药典》标准制作的巴豆霜，以及其他各种炮制方法制作的巴豆霜，最后得出结论，唯有按仲景法度，将巴豆"去皮心，熬黑，研如脂"，服用以后，才不会出现呕吐、腹痛及剧烈腹泻等副作用。

《黄帝内经》说："大毒治病，十去其六；常毒治病，十去其七；小毒治病，十去其八；无毒治病，十去其九。无使过之，伤其正也。"又说："大积大聚，其可犯也，衰其大半而止。"这说明毒药治病，可能有一定副作用，不可过量服用，要适可而止。但据我体会，使用巴豆霜时，只要巴豆霜炮制得法，就不会导致呕吐、腹痛、腹泻。严格控制剂量，中病即止，一般不至于出现不良反应。

行文至此，还是要谈谈巴豆的解药。巴豆性热，遇寒就能解巴豆的药性。如果吃了巴豆，腹痛腹泻不止，只要喝点冷水或冷粥就行，但是不能吃热的，越吃热的就拉得越厉害。以前巴豆是医家常用药，无论内、外、妇、儿科，都可用巴豆，比如牛黄郁金丸里就有巴豆霜。用巴豆治疗肝癌疼痛，效果确实好。

（2）巴豆的用量

巴豆霜小量服用，保持大便呈糊状，可以涩肠止泻，缓消癥瘕；适量服用，以泻下恶水为度，又可以攻坚破积，消肿定痛。尤其是将巴豆炒炭研霜之后，治疗各种癌痛及疑难杂症，屡用屡效。

三、攻下消积中的"哼哈二将"——大黄、牵牛子

说起中医治疗癌痛，必须要谈到老中医孙秉严。他是中医治癌痛高手，也是擅长使用大黄和牵牛子的名家。他治疗过的癌症病人中，疼痛迅速解除，并且长期生存者多达上千人，创造了许多生命的奇迹。

据孙老曾治疗过的一位晚期癌症病人介绍，他当时仅吃了2个月中药，却控制病情长达十数年之久。后来再次复发，得知孙老已过世多年，于是自学中医，按照孙老的思路给自己开药，从20世纪末被确诊为癌症晚期开始，迄今为止，仍然带瘤生存。

孙老治疗癌症效果好，核心在于善用温阳攻下之法。在孙老的

处方中，有相当大的概率会用到制附子、肉桂、炮姜，以及大黄和牵牛子。

大黄破癥瘕积聚、推陈出新，牵牛子治痃癖气块。二药合用，对各种癌症疼痛效果显著。其精妙之处在于，无论大便秘结还是稀溏者皆可使用。二药组合的止痛效果，明显优于其他具有止痛作用的中药。

通过二十多年的临床实践和见闻，我逐渐体会到，一味地执着于《黄帝内经》中的"正气存内，邪不可干"，对于治疗癌痛来说，有时是不合适的。扶正确实可以延长病人的生存期，改善病人生存质量，但是若想有效控制癌症疼痛，必须要适当攻邪。以下是我采用攻邪法或攻补兼施法治疗癌痛的部分案例，这些案例中所使用的方剂均含有大黄和牵牛子。

1. 肠系膜恶性肿瘤案例

某老年女性病人，因下腹部肿物疼痛，伴有呕吐，被某医院诊为肠系膜恶性肿瘤，行手术治疗，术中发现下腹部肿物已侵犯两侧卵巢，又与小肠和小肠系膜粘连，肠系膜淋巴结肿大，于是切除子宫、卵巢及腹部正中较大病灶，但无法彻底切除肿物。活检病理报告为肠系膜恶性肿瘤。术后病人病情迅速恶化，腹胀腹痛，伴有少量腹水，饮食难下，昼夜无法入睡，小便短少，大便数日不解。既往有复合性胃和十二指肠溃疡病史。

来诊时，病人形体消瘦，面色苍白，精神萎靡，腹痛拒按，每餐只能进食少许流食，畏寒肢冷，小便短少，大便秘结，10余日未行。曾用开塞露，可解出少许燥屎。触诊腹部坚硬，肿块椭圆形，最大直径约10cm。舌质淡，苔白腻，脉沉细无力。

病人已是古稀高龄，病情发展又如此迅猛，其子女私下问我是否要准备后事，我考虑再三，如果投以健脾利湿及消导之品，恐怕病强药少，贻误病机。思索良久，决定攻补兼施，拟方理中汤合方青龙合剂加减。

处方：党参 30 g，白术 30 g，炮姜 30 g，三棱 10 g，莪术 10 g，青龙衣 30 g，制独角莲 30 g，露蜂房 10 g（冲服），大黄 15 g，牵牛子 15 g，槟榔 15 g，车前子 30 g（包煎），猪苓 15 g，泽泻 20 g，大斑蝥 1 只，滑石 15 g。3 剂，每日 1 剂，水煎取 2 碗，早晚分服。

病人仅服 1 剂，腹胀腹痛即大减；3 剂服完，诸症缓解，每顿可以吃 1 碗米饭。后继续以此方加减，病人每日大便 3~5 次，曾排出较多黑色黏冻状物，小便逐渐增多，自觉轻松有力，食欲大增。服药半年后，病人自觉下腹部肿物明显缩小，不适症状基本消失。病人以为痊愈，因而未做复查。

2. 脑肿瘤案例

某中年男性病人，头痛日渐加重，伴有剧烈呕吐，两目复视，视物不清，双下肢站立不稳，走路跛行。后被某医院诊为脑肿瘤。

病人就诊时极度消瘦，双目几近失明，剧烈头痛，呕吐，双下肢无力，小便黄，大便干结。舌质暗，苔黄厚腻，脉弦滑。考虑病人已被癌症折磨得痛不欲生，拟行破瘀攻下之法，以内引流来降低颅内压力。

选方四物汤加清水全蝎、蜈蚣、炒僵蚕、蝉蜕、三棱、莪术、大黄、牵牛子。服药后病人大便排出较多燥屎及黏液状物，头痛骤减。

3. 直肠癌晚期案例

某老年男性病人，被诊为直肠癌晚期 2 年。症见腹痛难忍，面红目赤，小便短少，色如浓茶。平素大便秘结，6~7 日一行。舌暗，苔黄燥，脉象弦滑。综合脉症，证属热积。拟用大黄牡丹汤加减。

处方：牡丹皮 15 g，燀桃仁 10 g，冬瓜子 30 g，大黄 30 g，牵牛子 15 g。2 剂，水煎服。每日 1 剂，早晚分服。

病人服药后 2 小时许，排出较多干硬粪便，腹痛若失。

4.胃癌术后 1 年饮食不当导致的脘腹剧痛案例

某大学校友的母亲，年届八十，胃癌术后 1 年，恢复尚可，晚餐吃油炸带鱼后，夜里突然脘腹剧痛，辗转反侧，校友予以木香顺气丸一包，疼痛暂时缓解。次日仍剧烈疼痛，腹部胀满，伴口干口苦，嗳腐吞酸，小便刺痛，大便已 3 日未行。舌紫暗，苔黄腻，脉弦滑有力。一派食积停聚、湿热蕴结之象。

考虑病人已是 80 岁高龄，如果投以鸡内金、焦三仙等消导之品，恐杯水车薪，贻误病情。苦思良久，建议校友采用六君子汤加入大黄、牵牛子各 15 g。病人仅服 1 剂，便排出大量粪便，随即疼痛大减；继服 1 剂，病情稳定，遂停服汤药。后以鸡矢藤 30 g 煮水代茶饮，2 天，脘腹疼痛痊愈。

5.脑膜瘤案例

一病人，为青年学生，女性。头痛，头晕，呕吐，视物模糊，经某医院检查，诊为脑膜瘤，医院建议行动脉造影后手术治疗，并说明随时有发生生命危险的可能。家属未能接受，辗转四处求医。

病人来诊时，形体消瘦，面色苍白，精神萎靡不振，头痛，头晕，偶尔呕吐，瞳孔散大，视物不清，食欲一般，畏寒，四末欠温，二便尚可。舌质淡，苔灰厚腻，脉沉弦。拟方理中汤合方四物汤、升降散加减。

处方：党参 15 g，干姜 15 g，当归 15 g，川芎 15 g，赤芍 15 g，

熟地黄 20 g，天麻 15 g，白芷 15 g，细辛 10 g，蜈蚣 1 g（冲服），炒僵蚕 10 g，蝉蜕 10 g，沉香 5 g，大黄 10 g，牵牛子 10 g。

耆婆万病丸，每次 0.5 g，每日 1 次，临睡前服。

服药期间，病人大便通畅，日行 3~4 次，排出较多黏冻状物。服药当日疼痛缓解，半个月后头痛若失，服药至半年，诸症缓解 2/3，至医院复查，病灶缩小。亲戚帮忙联系某医科大学附属医院，决定手术根治。

按：本案例之脑膜瘤，虽为良性肿瘤，但也给病人带来严重不适，大黄、牵牛子二药合用，可迅速缓解颅内压力，解除疼痛等不适症状。

用攻下法治疗癌痛，部分病人的肿瘤标记物数值会有所下降，肿瘤也会有不同程度缩小，比使用扶正祛邪法拥有更多胜算。

近年来，大黄和牵牛子在临床的应用相对广泛。不少医家用其治疗急慢性肾炎、尿毒症水肿、肝硬化腹水等危重疾病。而大黄和牵牛子，这对"哼哈二将"，又每每大显身手，疗效奇特。

有医家主张用酒大黄和熟牵牛子治疗癥瘕积聚。但此二药经过炮制，虽毒性减轻，燥烈减缓，抗癌止痛作用也会随之下降。故我多用生品，效专力宏。

总之，只要是有形实邪，疼痛剧烈者均可用大黄、牵牛子。二药基本剂量为 10~20 g，体质强壮者可用到 30 g。多年来，我按上述剂量治疗癌痛，并未出现严重不良反应。

四、以一敌百，"药中赵子龙"——水蛭

水蛭是个好药，在肿瘤类疾病的治疗中常大显身手。现代实验证明，水蛭有较强的抗凝作用。水蛭"破血瘕积聚"，可以治疗各种癌症

疼痛，凡是病人表现为瘀血征者，用水蛭治疗效果都非常好。水蛭唯一缺点就是散剂冲服气味腥臭。

在我常用的、能治疗癌痛且最安全有效的动物药中，水蛭名居榜首，水蛭具有显著的活血破瘀、消肿止痛及利水作用，可用于各种癌痛；排名第二的是牛黄，牛黄善消一切痈疽肿毒，常用于各种癌痛伴有热毒证者；第三是露蜂房，露蜂房攻毒消肿，抗癌止痛，可以治疗各种癌痛。全蝎、蜈蚣、斑蝥等抗癌止痛、消肿瘤的效果也非常好，但有一定的毒性，肝肾功能异常者慎用。

大名鼎鼎的大黄䗪虫丸，是《金匮要略》中的名方。其主药是大黄和水蛭。我受其启发，常将水蛭研成细末，装空心胶囊给病人吞服。凡癥瘕积聚、肿块刺痛，或腹部胀大，久而不消者，在辨证的基础上加服水蛭粉，常建殊功。

1. 治疗癌痛，水蛭常与三七合用

不少医生畏惧水蛭药性猛烈，对水蛭敬而远之。但据我体会，水蛭药性平和，破瘀之力甚大。国医大师卢芳常用水蛭 20~30 g 入煎剂，亦未见不良反应。对于长期服药的病人，恐有伤正之虞，我常以三七、水蛭各等份研成细末，装入空心胶囊，嘱病人以汤剂送服。水蛭，活血破瘀；三七，活血行血又能养血。二者合用，破瘀而不伤正。凡癌症病人，证属瘀血阻滞，表现为患处刺痛或钝痛、肌肤甲错、面色黧黑、舌下络脉怒张等瘀血征者，无论其为新疾还是旧患，亦不论病人体质强弱，均可使用。甚至在肝癌病人癌栓形成、食管胃底静脉曲张、腹部胀大如鼓青筋暴露之时，亦可酌情使用。

另外，在癌症合并上消化道溃疡时，如果溃疡深入肌层，食物或药物刺激则剧烈疼痛，并随时可能出血，或大便潜血弱阳性，其临床

表现又具有瘀血征，可以将等量的三七、水蛭打粉，装入空心肠溶胶囊，嘱病人餐前吞服，再以食物压下，送入肠道，可以避免水蛭接触溃疡面。

（1）宫颈癌案例

某老年女性宫颈癌病人，闭经2年后，腰痛，阴道流出血性分泌物，色暗黑，伴腐臭味。经某医院妇科检查，诊为宫颈癌晚期，腹腔发现较多肿大淋巴结，已失去手术机会。病人进行了一个疗程的放疗，因不能耐受放疗之副作用而被迫中断放疗，辗转求诊于中医。

来诊时病人面色萎黄，形体消瘦，少腹钝痛，触诊压痛，腰部酸痛，二便可。舌质淡有瘀斑，舌下络脉瘀，苔黄腻，脉沉细。这正是古医籍所说的"干血痨"，首选大黄䗪虫丸，每次3g，每日3次。

半个月后，病人腰痛腹痛缓解，嘱其加服三七、水蛭粉，每次各1.5g，每日2次。3个月后，病人阴道血性分泌物基本消失，体重增加2~3公斤。病人共计服药1年余，无明显不适。因家庭经济困难，未回医院复查。随访2年，病人生活自理，未见明显异常。

（2）肝癌案例

曾有一肝癌病人，中年女性，为美籍华人，因肝区胀痛呈阵发性加剧，伴恶心、消瘦、乏力等不适，被当地医院诊为肝癌，并做了肿瘤切除术。术后半年，肝癌复发，病灶广泛转移，与腹主动脉及周边血管粘连，无法手术。曾做三期化疗，症状曾一度改善，后肝区呈刀割样剧烈疼痛，再次化疗无效，迫于无奈到中国治疗。

来诊时病人肝区刺痛，口干口苦，食欲不振，形体消瘦，小便可，大便秘结。舌质暗，苔白腻，舌下络脉怒张，脉沉弦。B超示肝脏肿块约90mm×92mm，边缘不整。既往有乙肝病史。西医诊断为多发性肝癌。中医诊断为癥瘕。此为瘀血内结，阻滞肝络。选方化坚汤。吞服三七、水蛭粉，每次各 1.5 g，每日 2 次。

服药 1 周，病人疼痛缓解，饮食日增；1 个月后，病人肝区疼痛消失，已停服止痛药，纳差、乏力等症状明显减轻，彩超复查肝脏肿块略有缩小，腹腔部分肿大淋巴结恢复正常。后病人带三七粉、水蛭粉返回美国，继续服药半年，病情基本稳定。

2. 水蛭不能与三七合用的情况

治疗膀胱癌时，虽患处刺痛，小便不畅，并夹杂黑色血块，但是不可用三七等止血之品，以防止出血结块阻塞尿道。一般而言，此时应通因通用，以水蛭 1~3 g 吞服。

某病人，中年男性，内蒙古人。因小便困难，伴有血尿，被某医院诊为膀胱乳头状癌，已行肿瘤切除术，术后复查发现膀胱后壁有黄豆大小肿物，小便隐血（+++）。

来诊时病人面色苍白，小便刺痛，色红如洗肉水样，大便可。舌质暗，苔白腻，脉沉弦。拟方州都汤加减，吞服水蛭粉每次 1.5 g，每日 2 次。斑蝥烧鸡蛋，每日 1 个。

病人服药期间，从小便排出许多黑色小血块，并夹杂有烂肉样坏死组织，前后服药半年，身体无明显不适。随访 4 年，病人健在，已参加工作。

古代本草强调水蛭须炒熟入药，似乎合情合理。原因有二：其一，生水蛭腥味大，每每致人恶心，许多病人无法坚持；其二，晒干的生水蛭，韧性大，难以打粉。现在多用砂炒水蛭。但据我体会，水蛭砂炒后，药效大减。临床使用，以生水蛭效果最佳，砂炒水蛭次之。生水蛭中，又以吊死水蛭最优，矾水烫死者次之。

3.止癌痛对药——水蛭和壁虎

水蛭和壁虎，可以组成一个药对。水蛭化瘀，破血瘕积聚；壁虎散结，李时珍谓其善治"血积成痞，疬风瘰疬"。二者相辅相成，可以治疗肺癌、食管癌、胃癌、肠癌及纵隔恶性肿瘤等，具有显著的近期疗效，能迅速纠正部分病人的疼痛等不适症状，但对抑制肿瘤作用不大。

某病人，老年男性，食管癌直肠转移。采用化瘀散结的思路治疗，水蛭、壁虎各等份，研末吞服，每次 5 g，每日 2 次。病人服药后，1 周左右就觉得进食顺畅，腹痛缓解；连续服用 1 个月后，吃馒头也不会噎，腹痛大为缓解。

4.癌痛并发水肿，首选水蛭

中晚期癌症病人，常伴有不同程度的腹水或水肿，但综观脉症，又是一派瘀血阻滞之象，实在难以从水湿论治。故我治疗腹水，常从破瘀入手。治疗癌痛并发水肿，首选水蛭，这是我多年来屡试不爽的诀窍。

（1）肝癌案例

某肝癌病人，肝区刺痛，腹胀，中等量腹水。伴心烦易怒，头晕，食欲不振，大便秘结。因经济困难，病人仅在当地卫生所输液十多天，未做其他治疗。触诊，腹部胀满，压痛，双下肢水肿，按之凹陷。我以化坚汤为主治之，加水蛭粉每日 3 g，吞服。

病人服药后，每日大便数次，皆为咖啡色黏液，小便色黑，气味恶臭，疼痛日减，食欲逐渐增加。1 个月后，腹水基本消退。3 个月后，体重增加了 10 公斤，可以做简单的农活。

（2）乳腺癌案例

某患有乳腺癌的病人，手术及化疗后 2 个月，左侧手臂呈凹陷性水肿，肿胀疼痛。我曾先按常规模式治疗，即上部水肿发其汗，下部水肿利小便。病人复诊时水肿缓解，但疼痛不减。猛然想起，《金匮要略》说"血不利则为水"，仔细检视，病人舌质紫暗有瘀斑，舌下络脉怒张，用手触按患肢，病人觉刺痛难忍，原方加水蛭粉每日3 g，吞服。7剂。

半个月后，病人复诊，自诉只吃了一天，水肿消退1/2，1周后，水肿全消。她边说边举起胳膊给我看，之前的手臂肿胀已荡然无存，像换了个人一样。

五、内服外用皆宜的牛黄

牛黄是治疗癌症的名药，内服外用皆可，有时甚至可以用见效神速来形容其疗效。对肝癌、胰腺癌、乳腺癌、大肠癌、皮肤癌和黑色素瘤等，牛黄均具有显著的抗癌、消肿、镇痛作用。

牛黄又称犀黄，为黄牛或水牛、牦牛等的胆囊结石，味苦，性凉，具有清热解毒、开窍豁痰、熄风定惊的功能，主治热病神昏、烦躁谵语、中风痰迷、惊风抽搐、痈疽疔毒、咽喉肿痛、口舌生疮等病症。

天然牛黄药源不足，故目前大量使用人工牛黄作为替代品。人工牛黄系用牛羊胆酸、猪胆酸、胆固醇、胆红素与无机盐加淀粉混合而成，临床疗效与天然牛黄接近。

药理研究发现，牛黄复方犀黄丸对小鼠梭形细胞肉瘤、肉瘤180均有抑制作用。犀黄丸还具有明显的抑制实验性白血病和杀伤小鼠白血病细胞的作用。除抗肿瘤作用外，牛黄还有镇静止痉、兴奋平滑肌、抗炎、抗感染等多种作用。

从大名鼎鼎的犀黄丸，到耆婆万病丸，其主药都是牛黄，足可见牛黄在癌症治疗中举足轻重的地位。我常将牛黄用于脑肿瘤、肝癌、胆管癌、胰腺癌、鼻咽癌、肺癌、胃癌、乳腺癌和皮肤癌等的治疗，以减轻病人疼痛，促进食欲，缓解不适症状，降低癌症复发率及转移率。

1. 内服牛黄治癌痛

（1）肺癌脑转移案例

一位 80 岁的男性病人，肺癌脑转移，从最初的走路不稳，偶尔呕吐，很快发展到头部剧痛，无法正常行走。两家肿瘤医院的专家不止一次明确告知病人家属，病人年事已高，癌细胞已经转移到了脑部，目前只能采取姑息疗法，尽量减少病人的痛苦。

来我处就诊时，病人舌苔黄燥，头部剧痛，大便秘结，伴随偶尔咳嗽。但凡疼痛剧烈者，多是实证。拟以耆婆万病丸，每次 0.5 g，每日 1 次；人工牛黄，每次 0.5 g，每日 1~2 次，皆晚上临睡前服。让病人带 15 天的药回家，嘱其如有不适及时联系。

病人服药当天，大便排出若干腥臭粪便，伴大量黏液；第二天头痛减轻，呕吐等症缓解；半个月后，胃口大开，也不用坐轮椅了。更令人欣喜的是，病人居然可以拄着拐杖在小区里散步了。

《黄帝内经》说："大积大聚，其可犯也，衰其大半而止。"复诊改以日间服用补中益气汤，临睡前服耆婆万病丸 0.25 g，人工牛黄 0.5 g。随访 3 个月，病人病情稳定。

（2）胰腺癌案例

某老年男性胰腺癌病人，素体强壮，起初上腹隐痛，并未引起注意，后疼痛加剧到医院就诊。CT 提示胆囊增大，胆囊炎，胰腺占位。初步意见是胰腺癌。医生建议手术，病人家属以年高病重为由拒绝。

病人来诊时全身乏力，上腹部剧痛，坐立不安，胃纳尚可，小便可，大便稍干。舌质暗红，苔白腻，舌下络脉瘀，脉弦。初步诊断为肝郁气滞，痰瘀互结。拟方理中汤合方大黄附子汤加减，冲服牛黄粉。

处方：党参20g，苍术20g，干姜20g，三棱10g，莪术10g，鸡内金20g，海藻20g，牡蛎20g，菝葜30g，制独角莲30g，大黄15g，制附子20g，辽细辛10g，人工牛黄1g（冲服）。3剂，水煎服。每日1剂，早晚分服。

病人服药后，大便通畅，每日2~3次，疼痛缓解，已不需服用止痛药。后以上方随症加减，病人服药百余剂，身体无明显不适，后因病痛缓解而自行停药。

（3）肝癌案例

一位中年男性肝癌病人，肝区刺痛，口干口苦，烦躁，大便秘结。舌苔黄燥，脉弦。既往有长期饮酒史。拟方岐黄散200g，耆婆万病丸粉末30g，人工牛黄粉末30g，共兑一处，拌匀，每次3~6g，每日1次，临睡前服，以保持大便呈糊状为宜。病人服药后，大便通畅，疼痛骤减，口苦烦躁等不适逐渐消失。

（4）鼻咽癌案例

一位老年女性病人，于半年前鼻部疼痛，痛处肿大坚硬，疼痛日渐加剧。某肿瘤医院行肿块穿刺，病理检查示转移性低分化癌；鼻咽部增强CT示鼻咽部改变，考虑鼻咽癌可能；左咽部后、左侧颈部有数颗肿大淋巴结。诊为鼻咽癌颈部淋巴结转移。

因病人既往有冠心病、糖尿病、高血压病、脑梗死等基础疾病，且年龄较大，无法耐受放疗、化疗，故医院建议其寻求中医治疗。近1个月，病人左侧颈部肿块疼痛剧烈，日渐加重，寝食难安。

诊见鼻部疼痛，左侧颈部肿块坚硬，局部触痛明显，乏力，纳差，头晕，口干，夜寐欠佳，小便可，大便干，2日一行。舌质暗红，苔薄黄，有瘀斑，脉沉弦细。拟方小柴胡汤合方消瘰丸加减。

处方：前胡 15 g，党参 20 g，黄芩 7 g，天花粉 15 g，平贝母 15 g，玄参 15 g，牡蛎 15 g，海藻 15 g，黄药子 15 g，当归 10 g，急性子 10 g，炒僵蚕 10 g，蝉蜕 10 g，蛇蜕 10 g，人工牛黄 1 g（冲服），生姜 10 g，红枣（去核）10 g。15 剂，水煎服。每日 1 剂，早晚分服。

二十五味备急丹，每日 1 次，每次 5 g。

服药当日，疼痛缓解，1 周后肿胀渐消。复诊加干蟾皮 2 张、竹茹 15 g、代赭石 30 g。嘱其清淡饮食，严格限制鸡肉、海鲜、羊肉、狗肉、鹅肉、蜂乳、蜂王浆、辣椒和酒等。

病人半年后复查，鼻咽部增强 CT 示，双侧鼻咽黏膜增厚，符合鼻咽癌改变，对比前片，大致相仿；双侧颈部多发肿大淋巴结，较小者未见明确显示。鼻咽部 MRI 增强示，鼻咽部软组织增生，范围较局限，颅底骨质未见明显破坏，与前片大致相仿。复查胸部 CT、腹部 B 超等，肿瘤未见转移。

另一中年男性病人，患鼻咽癌 5 年，放疗后病情相对稳定。近期发现头痛鼻塞，鼻腔流血，口干欲饮，胁部疼痛，妨碍饮食，检查发现，左侧第 9、10 肋骨，右第 10、11 肋骨局部有骨质破坏征象。拟为鼻咽癌肋骨转移。

症见头痛，鼻塞，鼻衄，血色暗红，口干，两胁疼痛，夜间因疼痛难以入睡，消瘦，乏力，小便可，大便秘结。舌红，苔少，脉弦数。

治以疏肝攻下止痛。拟方天麻饮合方瓜蒌薤白半夏汤加减。

处方：天麻 15 g，白芷 15 g，川芎 15 g，黄药子 15 g，全瓜蒌 30 g，薤白 30 g，露蜂房 10 g（冲服），蜈蚣 1 g（冲服），炒僵蚕

10 g，蝉蜕 10 g，煅自然铜 20 g，辛夷 10 g，苍耳子 6 g，人工牛黄 1 g（冲服），炙甘草 10 g。

耆婆万病丸，每次 0.5 g，每日 1 次，临睡前服。

服药 1 周，病人疼痛缓解，鼻衄减轻。守方加减，服药百余剂。期间曾用到骨碎补、盐菟丝子、清水全蝎、鹿角、斑蝥、滑石等。半年后，病人鼻衄止，两胁疼痛消失。回医院复查，四个骨转移灶，已有 2 个钙化。随访 1 年，未见异常，病人已恢复工作。

后病人参加单位聚会，想起自己年纪轻轻就被诊为癌症，黯然落泪，与同事饮酒数杯，次日面颊胀痛难忍。复以前方冲服人工牛黄，每日 1 g，早晚分服；耆婆万病丸每次 1 g，每日 1 次。大便泻下若干恶水后，肿痛逐渐缓解。

癌症病人采用中医药治疗时，如果没有其他恶性刺激，病情进展就会相对缓慢，一般不至于发生剧烈疼痛。所以我经常强调，只要癌症没有彻底治愈，就必须终身忌酒，各种油腻食品也要尽量少食用。

（5）上颌窦恶性肿瘤案例

一中年男性病人，上颌窦恶性肿瘤，饮酒后面部肿胀疼痛，嘱以耆婆万病丸每次 0.5 g，人工牛黄每次 1 g，每日 1 次，吞服。病人服药后，大便泻下若干恶水，当天疼痛减半，肿胀亦缓解。

2. 外用牛黄治癌痛

皮肤癌、乳腺癌、外阴癌、唇癌和黑色素瘤等体表恶性肿瘤，亦可外用牛黄。牛黄具有显著的解毒、抗癌、镇痛等作用，外用可使药物直达病灶，缓解疼痛，又可以增加药效的持久性。

（1）鼻咽癌案例

　　某鼻咽癌病人，放疗后癌症复发，右侧面部有鹅蛋大肿块，肿块如菜花状溃烂，左侧面部亦肿胀疼痛，再次放疗效果不显。拟方加味五虎丹外敷患处，内服菊藻丸。1个月后，肿块自然脱落。

加味五虎丹

主治：适用于皮肤癌、乳腺癌、女阴癌、唇癌和黑色素瘤等体表恶性肿瘤。本方出自《抗癌治验本草》，配伍略有调整。

处方：水银、白矾、绿矾、火硝各180 g，食盐90 g。

用法：以降丹法炼制，取白色结晶体为五虎丹。以五虎丹1.2 g，蟾酥、红娘子、斑蝥（去头、翅、足）各0.5 g，洋金花、牛黄各1 g，以米醋调匀外敷患处。一般敷药后，肿瘤组织会逐渐坏死并脱落。肿瘤组织完全脱落，病理检查无癌细胞后，可用红升丹外敷，最后用生肌散收口。

菊藻丸

本方为湖南省中医院已故名医肖梓荣教授的经验方。

主治：临床广泛应用于皮肤癌、食管癌、鼻咽癌、肺癌、乳腺癌、恶性软组织肉瘤、恶性淋巴瘤、胃癌、大肠癌、骨转移癌、前列腺癌、膀胱癌、尿路上皮癌及卵巢癌、子宫内膜癌等妇科恶性肿瘤，以及乳腺增生结节、肺结节、子宫肌瘤等。

处方：菊花、海藻、三棱、莪术、党参、北黄芪、金银花、山豆根、漏芦各60 g，蚤休、马蔺子各45 g，制马钱子、山慈菇、蜈蚣各30 g，紫草、黄连各15 g，熟大黄9 g。

用法：上药共研细末。将1 kg煅红的紫石英置于2000 ml黄醋中冷却后过滤，以此醋和上药制成丸剂，如梧桐子大，每日2~3次，每次30粒，饭后1小时用温开水送服。

禁忌：禁食刺激性食物。

（2）皮肤癌案例

我曾以加味五虎丹和菊藻丸治疗过皮肤癌，确实有效。曾有一老年农民，脚底溃疡呈菜花状，某医院病理检查诊断为鳞状上皮细胞癌。曾手术 2 次，皆在原处复发。

诊见右脚掌溃烂，肿物呈菜花状凸起，大小约 90 mm × 50 mm × 15 mm，触痛剧烈，质脆易出血，有少量脓性分泌物，奇臭。拟方加味五虎丹外敷，内服菊藻丸、二十五味备急丹。

用药 1 周后，病人述患处刺痛难忍，嘱其加大加味五虎丹的外敷剂量，上面再覆盖干蟾皮 1 张，不定时润以黄酒。用药后疼痛基本消失；半个月左右，肿瘤组织开始脱落；半年左右，坏死组织全部脱落干净；继续用药至 1 年，创面愈合。

又如哈尔滨市中医医院孙奇教授曾治疗某皮肤癌病人，病人近九十岁高龄，女性，密山人。病人右侧面颊部有肿块半年余，坚硬刺痛，逐渐增大，某医院病理检查诊断为鳞状细胞癌。

诊见肿物面积约 80 mm × 80 mm，类圆形，病灶呈菜花状外观，边缘不规则，活动度差，溃疡面暗黑色，触之极易出血，大量脓性分泌物不断流出，恶臭阵阵。

拟内服栀子清肝汤。另以红矾 0.5 g，塞入去核红枣中，隔瓦片煅酥，放凉，研末外敷患处，隔日换药 1 次，换药前用生理盐水冲洗分泌物。换药 2 次后，患处剧烈肿胀疼痛，肿块变黑，逐渐脱落。

肿块脱落后，面部持续红肿热痛。复以梅花点舌丹（主要成分为牛黄、雄黄、蟾酥等），研末外敷患处，每日数次，当日疼痛缓解，肿胀亦消。

六、善消疗肿恶毒的露蜂房

露蜂房，又叫马蜂窝，为大黄蜂或同属近缘昆虫的巢。其味甘平，有小毒，具有攻毒消肿止痛等作用。《名医别录》记载，露蜂房"治诸恶疽、附骨痈，根在脏腑"。张文仲用露蜂房粉三指撮，以温酒送服，治崩中、漏下五色之症，效果良好。古籍中所述恶疽，多指现代医学的癌症；漏下五色之症，多指宫颈癌。

朱良春先生认为，露蜂房、全蝎、蜈蚣、壁虎等虫类药，对某些恶性肿瘤有一定的抗癌止痛作用。我亦用露蜂房、清水全蝎、蜈蚣等治疗多种癌症疼痛，临床收获颇多。由此可知，露蜂房在治疗癌痛等方面是一味值得深入研究的良药。露蜂房可入煎剂，亦可入丸散剂，以入丸散剂为佳。

历代本草均认为露蜂房有毒，但据我在临床实践中的观察，部分病人长期服用露蜂房，并未发现明显不良反应。

我曾取法三物备急丸、耆婆万病丸，以露蜂房、牛黄、清水全蝎、蜈蚣、壁虎、炒僵蚕和巴豆霜等为主药，自拟二十五味备急丹，抗癌镇痛、消肿散结，治疗数百例癌症病人，疗效显著。

1. 食管癌案例

某老年女性病人，既往有复合性胃和十二指肠溃疡病史。疼痛发作时，服西咪替丁可以缓解。近2年来，胃痛发作频繁，入夜尤甚。逐渐吞咽困难，饮食噎呛，恶心呕吐，吐出大量痰涎，形体消瘦，精神抑郁，小便可，大便秘结。某医院诊为食管癌、胃溃疡病恶性变，外科认为食管肿块巨大，无法手术。乃回家调养。出院后，进食日渐困难，饮水噎呛，上腹部疼痛。

就诊时，病人每餐进食少量流食，胸骨后阵发性疼痛。病人已病入膏肓，势非草木所能疗，以血肉有情之品，攻坚化积，抗癌止痛，或可奏效。拟方二十五味备急丹，每次 4 g，每日 2 次，开水送下。

病人服药当天，疼痛减半；服药 1 周后，可以吃一碗面条，吃米饭也没有发生噎呛，无明显不适；半个月后，能吃馒头等食物，精神逐步好转，信心倍增，病情稳定。

食管癌晚期病人，胸骨后刺痛，可以清水全蝎、蜈蚣各 30 g，露蜂房、炒僵蚕、壁虎各 60 g，制成散剂，每次服 5 g，每日 2~3 次，以旋覆代赭汤送服。阴虚舌红者，加金石斛、麦门冬各 10 g；舌苔灰腻有痰浊者，加制天南星 15 g、橘红 10 g。大部分病人服用后疼痛缓解，进食顺畅。

2. 乳腺癌案例

某老年女性病人，体检发现左乳肿块，某大学附属肿瘤医院彩超提示乳腺癌，肿瘤标记物 CA153 明显上升。病人拒绝手术，曾服用中药 2 个月，右侧乳房刺痛，日渐加剧，右侧腋窝淋巴结肿大疼痛，伴恶心，食欲不振，四肢乏力，面色晦暗，大便秘结。

拟方二十五味备急丹，每次 5 g，每日 1 次。病人服药 2 日后，乳房疼痛缓解；服药 2 个月后，腋下肿大淋巴结消失，无明显不适。回医院复查，彩超提示腋下肿大淋巴结消失，乳腺肿块大小同前。

病人说，服药后大便通畅，日行 3~5 次。人越来越精神，身体也越来越舒服。随访半年，病人病情稳定，精神状态良好。

将露蜂房以文火焙黄，再研成细末，每次服 3 g，每日 6 次，以热黄酒 50 ml 冲服，为民间治疗乳痛单方。可知，露蜂房为治疗乳腺肿瘤要药。受此单方启发，我曾以露蜂房配伍醋五灵脂治疗乳癌痛，部分病人疗效佳。

3. 肺癌案例

某老年男性病人，被诊为肺癌 3 年，癌细胞已侵犯纵隔及肝脏。曾辗转数家医院，放疗、化疗后未见明显效果，且病势日增，当地医院建议看中医，说或可延长生命。

病人来诊时胸部刺痛，胸闷咳嗽，右胁疼痛，恶心，胃口欠佳，日渐消瘦，疲乏无力，小便频数，大便溏泻。舌质暗，苔白腻，脉弦涩。辨证属胃气虚弱，痰瘀互结。拟附子理中汤加减。

处方：党参 20 g，苍术 20 g，干姜 20 g，制附子 20 g，鸡内金 20 g，三棱 10 g，莪术 10 g，菝葜 30 g，制独角莲 30 g，丹参 20 g，炙甘草 15 g。水煎服。

二十五味备急丹，每日 5 g，每日 1 次，临睡前服。

病人服药 15 剂，疼痛缓解 1/2，病情稳定，精神好转。上方加砂炒干蟾 20 g、竹茹 15 g、代赭石 30 g、平贝母 15 g。30 剂。

病人服药后，诸症好转，稍有胸闷胸痛。续前方，嘱加大二十五味备急丹用量，清淡饮食，每日散步 7000~10000 步。经过半年多的中药治疗，病人饮食起居皆如常人，体重增加了 2 公斤。

另外，某肝癌病人，肝区刺痛，服用二十五味备急丹后，次日见效，疼痛减半，1 周后，慢跑 3 km，亦无不适。

从以上病例来看，露蜂房、牛黄等动物药，对治疗癌痛及缓解癌症不适症状具有一定优势。事实也证明，采用传统中医药思路治疗晚期癌症，部分病人可以实现在无痛状态下带瘤生存。

4. 露蜂房治疗癌痛的其他应用

据相关资料记载及我的临床体会，露蜂房在治疗癌痛方面尚有以下应用。在辨证的基础上，加入露蜂房、水牛角各等份，可以治疗皮肤癌疼痛。露蜂房配伍平贝母，研末吞服，可以治疗肺癌胸痛咳嗽；配伍壁虎，可以治疗癌症淋巴结肿大疼痛；配伍蝉蜕，能治疗脑肿瘤头晕头痛；配伍酒乌梢蛇，可以治疗癌性积液；配伍斑蝥，可用于泌尿系统癌症（斑蝥可以腐蚀病灶，使其逐渐坏死脱落而无明显疼痛）；配伍酒乌梢蛇、土鳖虫、鹿角等，可以治疗癌症骨转移疼痛；配伍土鳖虫、清水全蝎、蜈蚣、炒僵蚕等，可以通治一切癌痛。

露蜂房又具有缩尿作用，癌症病人晚期常表现为肾阳不足，腰膝酸痛，小便刺痛，夜尿频多，或遗尿漏尿等，可以露蜂房一味研末，每日 10 g，早晚分服。我曾以此法试治数十例癌痛病人伴夜尿频多，皆在 10 天内见效，1 个月左右症状消失。

诸如此类，不胜枚举。可以说，露蜂房是我临床治疗癌痛最常用的虫类药之一。其常用量为每日 5~10 g，用法为研末冲服。

七、鹿角可治疗乳腺癌和癌症骨转移疼痛

鹿角是临床常用药，始载于《神农本草经》，名列上品。鹿角温补肾阳的作用人们耳熟能详，但其行血消肿止痛的功效，却是鲜为人知。我在临床中常用其治疗乳腺癌和癌症骨转移疼痛等。

大学时代，我曾见一位老教授用单方鹿角治疗急性乳腺炎。病人服药 1 周，疼痛大减，半个月后诸症消除。

1.乳腺癌乳房肿胀刺痛

数年前，我曾接诊一位乳腺癌病人，病人乳房肿胀刺痛，开始按常规疏肝活血、通络止痛的方法治疗，未见明显效果。后我在《肘后方》中看到用鹿角治疗乳腺疾病的记载，又想起当年老教授的经验，

在处方中加鹿角15 g，不出所料，半个月后复诊，病人述疼痛大减。后嘱其以鹿角研末服用，每次5 g，每日2次。同时服用耆婆万病丸每次0.5 g，每日1次，临睡前服。随访半年，病人无明显不适。

民间验方中亦有用鹿角治疗乳腺疼痛者。现代医学认为，乳腺癌的发病可能与内分泌失调有关，而鹿角具有调节激素水平、抵抗乳腺癌的功效。

鹿角主要适用于肾阳不足而伴有血瘀的癌症病人。我曾用以鹿角为主的中药治疗一例乳癌术后病人，该病人患处刺痛，在服用几个月后，症状消失，收效颇佳，后来发现连另一侧乳房的乳腺增生也基本痊愈。

2. 骨癌疼痛

《名医别录》认为，鹿角是治疗"腰脊痛"的重要药物。现代临床研究发现，鹿角可以促进骨折愈合，对骨质疏松有治疗作用。

一个骨癌病人，因为经济困难，没有条件接受现代医学的治疗，仅仅是每天服用鹿角粉，数年如一日，未曾间断，现在病情稳定，仅刮风下雨的时候会稍有不适，并没有发生过明显的疼痛。期间曾多次到医院复查，股骨较大病灶明显萎缩，已带瘤生存5年。

3. 肺癌、癌症骨转移疼痛

对于肺小细胞癌病人，一般多以益气温阳为基本治疗策略；癌症骨转移病人，当在辨证的基础上加以温肾行血。以上两种癌症病人，常见患处疼痛，伴畏寒肢冷、遇寒加重等阳虚的表现，可以辨证选用四逆汤加鹿角，或使用阳和汤治疗，不少病人会取得不错的近期疗效。

如肺癌骨转移病人，在接受中医治疗前，已经多次化疗，身体极度虚弱，癌细胞转移至脊柱多处，止痛药已经用到了很大剂量，还是无法彻底控制疼痛。我投以大黄附子汤冲服鹿角粉。经过 1 个多月的治疗，病人满面红光，止痛药减掉 2/3，夜里已经可以入睡。回原确诊医院复查，同前对比，病灶基本稳定。某大学附属医院的老教授亦因此十分佩服中医药在治疗癌症方面的作用。

还有一个肺小细胞癌病人，老年女性，曾做微创治疗，胸腔积液 4 cm，胸闷胸痛，神疲乏力，平素畏寒，食欲不振，大便稀溏。拟方泽漆汤合方葶苈大枣泻肺汤，加干蟾皮、酒乌梢蛇、鹿角等，经过 1 年多的治疗，病人胸闷胸痛消失，精神状态大为改观，医院复查结果示胸腔积液完全吸收。随访 3 年，病人健在，身体亦无明显不适。

4. 鹿角、鹿角胶与鹿角霜

鹿角在临床上，具有补虚、壮骨和抗癌、止痛等功效。鹿角一物，因炮制方法不同，又有鹿角、鹿角胶、鹿角霜的区别。三者同为鹿角，因炮制方法不同，功效也不尽相同。

《神农本草经》说，鹿角胶"主伤中劳绝，腰痛羸瘦，补中益气"。阳和汤中用鹿角胶，即取其温阳补血的功效。癌症在生长过程中会大量消耗气血，致使病人脏腑功能衰退，所以王洪绪治疗阴疽病人，首重补血。鹿角胶偏于滋补，如果病人舌苔厚腻，或伴有湿象，可以用鹿角代之，以免滋腻碍胃。

根据多年用药体会，我认为，对于部分病人，还可以用鹿角霜替代鹿角。鹿角霜温而不腻，既能发挥鹿角行血消肿止痛的功效，又可减少鹿角胶温热易助邪生火的弊端。

鹿角霜的功效相对温和，与鹿角主治基本相同，兼有收敛作用。直肠癌晚期，肿块巨大，肠道溃疡，腹部胀痛，大便干结，夹杂黏液脓血，极其痛苦。我受阳和汤用鹿角胶的启发，用鹿角霜和三七治疗直肠癌溃疡，有效。

某病人，老年女性，被诊为直肠癌 2 年，术后复发，肿物巨大，与腹膜粘连，已无法手术切除。症见面色苍白，食少消瘦，腹胀腹痛，冷汗如油，肿块堵塞肠道，大便不通，起初用两支开塞露后可排出脓血及若干粪便，后用开塞露亦无效。舌淡苔黄燥，脉弦。拟方大黄附子汤加减。

处方：大黄 20 g，制附子 30 g，辽细辛 15 g，鹿角霜 30 g，三七 15 g，红参 15 g，牵牛子 15 g，制独角莲 30 g，薏苡仁 120 g，皂角刺 30 g。15 剂，水煎服。每日 1 剂，早晚分服。

连服 15 剂，病人腹胀腹痛大减，大便日行 3~5 次，黏液脓血便日渐减少。加服三物备急丸，每次 2 g，每日 1 次，临睡前服。又进 30 剂，病人大便通畅，脓血便已无，食欲好，体重增加，但大便时仍有肿物阻挡。拟以鹿角霜 300 g、三七 150 g，研极细粉，每日 15 g，早晚分服。大黄附子汤，每日 1 剂，煮水代茶饮。

病人间断服药 200 余剂，未再出现过脓血便，亦无明显不适。服用中药后，该病人带瘤生存 2 年。

又，某病人男性，年逾古稀。直肠癌晚期，因肿块巨大仅做姑息手术，病人要求保肛，已完成化疗及放疗。放疗后肛周局部出现溃疡，直径 40~50mm，伴脓性分泌物，气味恶臭。停止放疗后，溃疡面呈菜花状腐烂。腹胀腹痛，食欲不振，身体消瘦，大便夹杂黏液脓血，肛门肿胀，痛苦万分。拟益气托毒，温阳攻下。

处方：北黄芪 60 g，金银花 15 g，大黄 15 g，制附子 20 g，辽细辛 10 g，牵牛子 10 g，薏苡仁 90 g，刺猬皮 20 g，鹿角霜 30 g，三七 15 g，清水全蝎 3 g，蜈蚣 2 g（冲服）。15 剂，水煎服。每日 1 剂，分

3 服。

耆婆万病丸粉，外敷患处，每日以生理盐水洗净，换药 1 次，每次 2 g。

病人用药后，腹胀腹痛缓解 1/3，肛门坠痛减半，精神好转，食欲渐佳，肛门溃烂略有收敛。又进 30 剂，腹胀腹痛缓解 2/3，肛门疼痛消失，肛门溃疡明显缩小。3 个月后，溃疡仅剩指甲大小，嘱其改以耆婆万病丸内服，每次 0.5 g，每日 1 次，临睡前服。

病人又继续用药半年多，溃疡处每日流出紫黑色脓液，始终没有愈合，但也没扩大，带病维持 3 年。

八、一身都是宝的蟾蜍

蟾蜍，又叫癞蛤蟆，为蟾蜍科动物中华大蟾蜍或黑眶蟾蜍等的全体。蟾蜍的分泌物，称蟾酥；蟾蜍除去内脏晒干后，称干蟾，用砂子炒熟，即砂炒干蟾；将蟾蜍的真皮整张剥下，晒干，即干蟾皮。因蟾蜍的精华都在头部，所以使用干蟾皮的时候要保证蟾蜍头部表皮的完整性。

蟾酥、干蟾或干蟾皮，功效基本一致，味辛凉，有毒，入心、肝、脾、肺四经，具有解毒、消肿、强心、止痛等功效。其中以蟾酥毒性最大，效果最好，其次是干蟾皮和干蟾。《本草纲目》说，蟾酥治一切肿毒。干蟾和干蟾皮，又具有利尿及独特的抗癌止痛功效。干蟾皮的疗效要优于砂炒干蟾，同时其毒性也更大。

药理学研究发现，蟾蜍所含有的蛋白质、氨基酸、蟾素内酯等，能够抑制癌细胞的生长速度，提高人体的免疫力，具有调节内分泌功能、增强体质的作用，对食管癌、肝癌、鼻咽癌、口腔炎和心力衰竭等都有很好的治疗作用。

一般来说，干蟾的适用范围广泛，可以入汤剂，也可以入丸散。砂炒干蟾的常用剂量为 15~30 g，但大剂量使用时，必须配伍竹茹15 g、代赭石 30 g，以制其毒性。极个别病人，砂炒干蟾可以单日用到60 g。干蟾皮的常用剂量为每日 1~3 张，同样需配伍竹茹和代赭石，防止发生恶心呕吐。

临床研究发现，蟾蜍所分泌的蟾酥对癌细胞、动物肿瘤模型均有抑制作用，临床应用中也有不同程度的抗癌作用。驰名中外的"六神丸"，以及能治疗疔毒恶疮、抗癌止痛的"梅花点舌丹"，包括源自铃医的不传之秘"加味金蚣丸"等，均含有蟾酥，皆具有较强的消肿镇痛作用，对多种癌痛有效。

在我从藏书里搜集整理出来的数千首癌症验方中，使用干蟾或蟾酥的方子占了相当大的比例。在我的处方中，砂炒干蟾和干蟾皮也是使用频率较高的动物药之一。病人服用含有干蟾或蟾酥的药后，大多能获得满意的疗效，并未出现明显的中毒现象。同时，我也会嘱咐病人，要观察服用后的反应，如果有轻微的恶心、腹泻或是唇麻等症状，即以此用量坚持服用，此用量往往就是最佳有效剂量。大部分病人服用一段时间以后，就会感到疼痛等不适症状逐渐缓解，定期复查，肿瘤也会趋于稳定。

1. 蟾蜍皮外敷治疗乳癌疼痛

我曾见民间中医用蟾蜍皮外敷治疗乳癌乳房溃烂，可谓见效神速。我们村里有一位闯关东的老人家，当时我才十来岁，老人家已是 80 岁高龄。村里一个妇女乳房变黑，呈菜花样溃烂，剧烈疼痛，每日流出血水，恶臭难闻。民间把这种病叫作"闹奶子"，大致相当于现代医学的乳腺癌晚期。

老人家将蟾蜍皮用黄酒润湿，背面朝向病人，敷在患处，然后在上面放一个鸡蛋大小的面灯，面皮厚度约 1cm，灯窝如蛋黄大小，里面装少许麻油，用灯心草作灯芯，点燃，热灸，3~4 小时后，麻油燃尽，再将面灯和蟾蜍皮取下扔掉。每天 1 次，如此反复施治。灸完第 1 次，病人疼痛缓解 1/2，灸到 6~7 次的时候，病人已无任何疼痛，而且每次揭下蟾蜍皮，底下都会粘着一层脓血，印象中不到 3 个月，病人即痊愈了。

我曾以此方法治疗过 2 例乳腺癌病人，其中 1 例在治疗到 1 个月的时候，整个肿块脱落；另外 1 例，肿块也蚀掉了一半，她们的共同特点是，乳房疼痛当场缓解，7~15 天时，每次都会拔出较多脓血，肿块逐渐萎缩并坏死脱落。

2. 妙用干蟾治癌痛

某肺小细胞癌病人，肋骨广泛转移，胸痛，剧烈咳嗽，我在她的处方里，每剂药都加入 20~30 g 砂炒干蟾，同时佐以竹茹 15 g、代赭石 30 g，防止发生恶心呕吐。病人前后服药 2 年多，几乎每天会用到砂炒干蟾，后来又加服二十五味备急丹。身体日渐好转，不仅没有明显的不适症状，人也胖了好几斤。

治疗两年后再去医院复查时，曾经为她确诊的老主任竟然说，"我以为你早就不在了，真是活见鬼。"她的抗癌事迹在村里传为佳话，受她影响前来我处看病的病人，仅在治疗的第一年就有 100~200 人，其中有几例是晚期癌症病人，在他们的汤药中也都有用到砂炒干蟾，部分病人效果很好。

还有一位病人，给我留下了深刻的印象。这位病人是老年女性，食管贲门腺癌，胰腺和肝脏发现转移结节，手术无法进行，放疗、化疗的效果也无法确定，所以只好看中医。病人前后服用了500余剂中药，也是每天的汤剂中至少用砂炒干蟾15~30 g、壁虎粉10 g，早晚分服，治疗期间病人除稍感乏力外，身体无明显不适症状。

1年后复查，肿块同前对比，大致相仿，病情稳定。但此后有半年时间，因家庭经济拮据，加上病人对自己的病情也并不了解，以为疾病痊愈而停服中药，病情日益恶化。再次复查时，食管贲门肿块增大一倍，病人吞咽困难，两胁部剧烈疼痛，已经卧床不起，等待死神的到来。

病人的女婿费尽口舌，说服岳母继续吃中药。拟方日间服用钩藤煎为主的汤剂，夜间服用二十五味备急丹，每次3 g，每日1次。病人以为自己命不久矣，索性大量服药，想着干脆把自己毒死算了，她把2~3剂汤药一起煲，每天吃砂炒干蟾到60 g，二十五味备急丹6 g，又自行加量到二十五味备急丹每天10 g，2个月的中药，竟在1个月内吃完了。

在大剂量服药的开始阶段，病人反应很大，每天上吐下泻，吐出大量痰涎，大便排出较多类似水泥渣样物，但还是坚持下来了，结果疼痛日减，饮食日益增多，服药反应逐渐消失，各种不适症状逐渐缓解。

1个月后，病人过来取药时，面色红润，人也胖了。我却是越想越怕，担心肾功能有损伤，叫她赶紧复查，结果肝肾功能一切正常，食管贲门肿块又缩小至1年前的水平，胰腺及肝脏转移灶基本同前。如此大剂量服用中药，虽收效迅速，但终不足为法，应以循序渐进逐渐加量为宜。

事实证明，在辨证的基础上加入干蟾治疗癌症疼痛具有极高的可复制性。只要配伍得当，循序渐进地加量，就可以治疗不同部位的癌症，对原发、继发和转移癌均有镇痛及抑制肿瘤生长的作用。

使用干蟾治疗癌痛，不可脱离中医的辨证论治。临床需要四诊合参，在辨证辨病相结合的基础上加入干蟾，合理配伍以减毒增效。

干蟾的主要有效成分为蟾酥，干蟾的毒性即蟾酥的毒性，故使用时亦可配伍人工牛黄 0.5~1 g 以防制毒性。人工牛黄具有镇痛、抗炎等作用。干蟾与牛黄合用，可以消除部分干蟾的副作用，增强抗癌止痛功效。另外，如果砂炒干蟾或干蟾皮缺货，用华蟾素或六神丸代之也有一定效果。

九、"走而不守"的九香虫

学习前人经验，可以站在巨人的肩膀上起步。《本草新编》说："九香虫，虫中之至佳者。入丸散中，以扶衰弱最宜。"九香虫，又叫打屁虫，每到秋收时节，这种虫子就特别多，生活在农村的人对其应该不会陌生。九香虫，性温，入肝、脾、肾经，具有补肾壮阳、理气止痛、通络的功效。以九香虫入复方，可以治疗消化系统癌症疼痛。辨证属肝胃气痛者，可以九香虫配沉香；属脾胃虚寒者，可以九香虫配砂仁；寒热错杂者，可以九香虫配左金丸。又，以九香虫、沉香、砂仁各 15 g，香附、醋五灵脂各 10 g，共研细末，每次服用 5 g，每日 2 次，可以治疗多种原因导致的胃脘疼痛，部分胃癌术后治疗效果亦佳。

1. 胃癌术后腹痛

一般来说，早期胃癌术后的 5 年生存率高达 95%，但大部分病例确诊时已是中晚期了。部分病人术后经常有上腹部不适、胀满或疼痛等症，可以在辨证的基础上加入九香虫。

某病人，老年女性。胃癌术后腹部胀痛，食欲不振，大小便正常。舌淡，苔薄白，舌下络脉稍瘀，脉沉细无力。处方健脾丸改成汤剂，7剂。

病人服药后，食欲好转，精神渐佳，但腹胀腹痛未见明显变化。续前方加沉香5g。病人复诊，服药后排气增多，腹胀有缓解，但还是胀痛。索性在处方中加入九香虫5g。

药后，病人腹胀腹痛大减，续方15剂，已无明显不适。

如痛在脐腹部，或虽在胃脘而痛无定处，或有溃疡病者，九香虫不但不能止痛，反而会因其走而不守的特性使疼痛反复。上下攻痛者，宜用大黄、牵牛子、沉香等下行之品治疗。

2. 胃中分化腺癌腹痛

某老年女性病人，因呕血、黑便、上腹部疼痛，被诊为胃中分化腺癌。医院建议手术，病人家属拒绝。

病人来诊时间断性黑便，胃脘胀痛，畏寒，喜热饮，食少乏力，形体消瘦，大便稀溏。舌质淡，苔薄白腻，脉弦细。拟方化瘤汤加减。

处方：黄药子15g，续断15g，燀桃仁5g，海藻15g，牡蛎15g，黄芪30g，党参15g，姜半夏15g，陈皮10g，仙鹤草15g，三七5g（冲服），黄明胶10g（烊化），当归10g，九香虫5g，砂仁5g。15剂，水煎服。每日1剂，早晚分服。

病人服药后，胃痛缓解。继以上方加减1个月，病人黑便消失，食欲增加。后改以二十五味备急丹，病人坚持服用半年，胃镜复查，病灶仍在，大小同前。病人一般情况良好，除略显消瘦外，无明显不适。

附：胃癌验方

处方：九香虫 10 g，藤梨根 60 g，龙葵 30 g，青龙衣 30 g，石见穿 30 g。水煎服，每日 1 剂。

加减：便秘者，加全瓜蒌 30 g；呕吐者，加姜半夏 15 g；疼痛较重者，加沉香、香附、醋五灵脂各 15 g。

本方对缓解胃癌疼痛、纠正食欲有一定作用。

3.肝癌疼痛

慢性乙型肝炎所致肝癌，大多伴有肝络瘀阻，极为顽固。以胁肋隐痛为主症者，可以用九香虫和三七各等份，研末冲服，一般服用几天，疼痛就会减轻，胃口也会增强；如果既往有饮酒史，还要加入等量的枳椇子，以解酒毒；病情复杂者，要在辨证的基础上加入九香虫、三七、水蛭、土鳖虫等。以此法治疗，多数病人可获满意的疗效。

某老年男性肝癌病人，伴多发性肝硬化结节 3 年，既往有乙肝病史。症见胁肋刺痛，入夜加剧，伴头晕，耳鸣，口干口苦，食欲不振，夜尿 3~4 次，大便可。舌质暗，苔灰腻，脉弦细。

以柴胡四物汤加减治疗，诸症好转，唯有胁痛依旧，改以虎七散加减。

处方：壁虎 200 g，三七 70 g，水蛭 30 g，鳖甲胶 30 g，九香虫 30 g。研为细末，每日 15 g，早晚分服。

半个月后，病人疼痛减半；续服半年，疼痛若失，病情稳定。

癌症术后肠粘连，常并发肠梗阻，病人苦不堪言，究其病机多为瘀血阻滞肠络，不通则痛。在治疗上应行气活血，佐以软坚散结，可在辨证的基础上，加入北黄芪、皂角刺、九香虫和沉香等，部分病人疗效满意。

4. 卵巢癌疼痛

某卵巢癌病人，女性，56 岁，术后 1 年，腹胀腹痛反复发作，时轻时重，食欲欠佳，大便秘结，数日一行。某医院诊为肠粘连。拟以升陷汤合方大黄附子汤加减。

处方：北黄芪 50 g，皂角刺 50 g，党参 20 g，升麻 10 g，北柴胡 10 g，桔梗 10 g，大黄 10 g，制附子 15 g，辽细辛 6 g，槟榔 10 g，九香虫 10 g。7 剂，水煎服。每日 1 剂，早晚分服。

病人服药后，胀痛缓解，肠鸣增加，排气渐多。自觉对路，续前方，佐以健脾行气、活血通络，加生白术 30 g、燀桃仁 5 g、红花 10 g。续服 30 余剂，诸症皆平。

十、破坚定痛的土鳖虫

土鳖虫，又叫䗪虫。药性咸寒，有小毒，归肝经。凡血瘀经闭、癥瘕积聚、跌打损伤、瘀血作痛，用之均有良效。其特点是破而不峻，威而不猛，体质虚弱者也可以使用，临床用于肝癌、恶性骨肿瘤、癌症骨转移、宫颈癌、多发性骨髓瘤、白血病和肺癌等，具有显著的散瘀止痛、软坚散结作用。仲景名方，如大黄䗪虫丸、鳖甲煎丸等均含有土鳖虫。

1. 肝癌疼痛

治疗肝硬化、肝癌，胁痛隐隐，面色黧黑，肝功能异常者，可以用土鳖虫、红参、三七各 30 g，共研细末，每次 5 g，每日 3 次。该方可以缓解疼痛，治疗肝脾肿大，促使肝功能恢复正常，服用 1 个月以上，疗效显著。

某病人，男性，50 余岁。患肝癌 1 年，肝区不适，偶胁部刺痛，每于疲惫时加重。嘱其以土鳖虫、三七、水蛭、红参各等份，打为散剂，每次5 g，每日3次，用柴胡四物汤冲服。病人服药半个月后，疼痛发作的频率及程度减少；继续服用，精力旺盛，面色红润；3个月后，疼痛消失。后以耆婆万病丸巩固疗效。

治疗肝癌并发肝硬化一般性疼痛，我常用三味药：土鳖虫、鸡内金、醋鳖甲，取其破瘀止痛、软坚散结之功。如果肿块较大，疼痛剧烈者，可用土鳖虫与斑蝥、干蟾、三棱、莪术等配伍。

2. 卵巢癌、宫颈癌疼痛

治疗卵巢癌、宫颈癌疼痛，可以用土鳖虫配伍三棱、莪术、蝉蜕、蛇蜕，常用量为每日10 g。可入汤剂，亦可入丸散。

某病人，老年女性。右下腹部渐进性包块增大，伴腹痛便秘。B超提示：右侧卵巢可见80 mm×50 mm包块。某医院CT扫描示：卵巢恶性肿瘤。已无法手术根治，医生建议病人回家静养，或寻找中医治疗。

病人来诊时，右下腹部呈阵发性刺痛，痛连腰骶，便意频频，但又无法解出大便，夜晚加剧。恶心，食欲减退，精神萎靡，形体消瘦，面色晦暗，小便短赤，大便干燥，数日一行。舌紫暗，有瘀斑，脉弦数。

诊为气滞痰阻，瘀血内结。选方小柴胡汤合方桂枝茯苓丸、大黄附子汤加减。

处方：前胡25 g，姜半夏15 g，党参15 g，肉桂10 g，燀桃仁10 g，赤芍30 g，牡丹皮10 g，大黄10 g，制附子15 g，辽细辛6 g，干蟾皮1张，蝉蜕10 g，蛇蜕10 g，斑蝥3只，滑石15 g。7剂，水煎服。每日1剂，早晚分服。

同时冲服大黄䗪虫丸，每次5 g，每日2次。

服药 7 剂后，病人疼痛稍缓解，大便已通，但尚不通畅。效不更方，更加牵牛子 10 g，赤芍加至 60 g。再进 15 剂，病人大便通畅，疼痛消失，精神好转，食欲渐佳，可以睡到天亮。后以此方加减，病人服用汤药 100 余剂，大黄䗪虫丸约 2 kg，临床症状基本消失。B 超示肿块较前缩小 1/3 左右。

3. 癌症骨转移疼痛

实验研究发现，土鳖虫善于治疗骨折，可以促进骨痂生长。我常用土鳖虫治疗癌症骨转移疼痛，有一定效果。

某病人，男性，75 岁。肺癌骨转移，家属拒绝放疗、化疗。出院后，曾四处辗转就医，经某医院中医科推荐，来我门诊治疗。

病人来诊时，两胁及腰椎处刺痛，呈进行性加剧，疼痛评分 8~9 级。剧烈咳嗽，胸闷气短，疲乏无力，畏寒，四末欠温，夜尿 10 次，大便干结，数日一行。舌质紫暗有瘀斑，苔白腻，脉沉细。诊为阴寒凝聚，癌毒肆虐。考虑骨癌合剂合方大黄附子汤加减。

处方：党参 20 g，干姜 20 g，肉桂 20 g，制附子 20 g，制川乌 10 g，制草乌 10 g，炒土鳖虫 15 g，露蜂房 10 g（冲服），炒僵蚕 10 g，蝉蜕 10 g，大黄 15 g，辽细辛 10 g，大斑蝥 3 只，滑石 15 g。7 剂，水煎服。每日 1 剂，分 3 次温服。

黑白散每次 1.5 g，每日 3 次。

服药 1 剂后，病人全身刺痛难忍，旋即周身大汗。告知此为瞑眩反应，稍后自会缓解，继续服药，方可制服顽疾。2 剂后，病人疼痛减半。7 剂服完，疼痛若失，停服止痛药。复诊，续前方 15 剂，嘱其每日 1 剂，早晚分服。酒乌梢蛇、炒土鳖虫、鹿角各 150 g，打为散剂，每次 5 g，每日 2 次。

后以上方随症加减，病人共计服用 200 余剂，乌梢蛇、炒土鳖虫、鹿角粉连续服用 1 年余，疼痛基本消失。医院复查，溶骨反应破坏范围较前缩小。

凡是肝胆系统及骨骼、颅内恶性肿瘤，无论是否表现为瘀血征，皆可在辨证的基础上加入土鳖虫、三七等活血化瘀之品，以缓解疼痛，改善不适症状。

一般来说，癌症病人的血液常呈高凝状态，并有癌栓形成，意味着病人血脉瘀滞。在辨证的基础上，配以行气化瘀、散结止痛之品，可以有效缓解疼痛，并能预防癌症复发和转移。在众多草药之中加入 1~2 味虫类药，可以明显提高疗效。如治疗消化系统癌痛时，在中药里加入九香虫、土鳖虫、壁虎或刺猬皮等，即是此理。

十一、刺猬皮

刺猬皮，性味苦平。《中药大辞典》谓其"降气定痛，凉血止血"，可以治疗"反胃吐食，腹痛疝气，肠风痔漏，遗精"等。由于中医治疗癌症疼痛，针对的是病人表现出的证候，因此，对癌痛有效的方剂未必有抗癌的作用，治疗癌症的特效药也未必都有止痛的功效。这也是中医的魅力之处。我在临床中发现，刺猬皮一物，但凡消化道和泌尿系统恶性肿瘤疼痛证属血热者，皆可使用。刺猬皮可以入汤剂，也可以入丸散。我常将焙黄刺猬皮 300 g、人工牛黄 30 g 研为细末，装入空心胶囊，每次 5 g，每日 2 次，用以治疗消化道及泌尿系统恶性肿瘤。部分病人服用后，疼痛可缓解，大小便潜血阳性逐渐减轻。

1. 直肠癌痛

直肠癌因其表现症状不同，可归属于中医的肠风、脏毒、锁肛痔等范畴。我发现《备急千金要方》和《外台秘要》里关于此类疾病的方剂中常含有刺猬皮，而那些方剂的主治描述也与现代医学所说的直肠癌十分相似。临床以刺猬皮治疗消化道恶性肿瘤疼痛，具有显著的止痛效果，亦可纠正溃疡及出血等症状。

如某病人，老年男性，大便带血1年，在某医院检查，发现直肠肿物，活检为溃疡型乳头状腺癌。放疗后肿物缩小，拟行直肠癌根治术。术前全面检查，发现癌症肝脏转移，腹腔淋巴结转移。外科会诊意见为已无法手术，建议保守治疗。

病人来诊时腹部胀痛，黏液脓血便，日行10~20次，肛门灼热。形体消瘦，面色苍白。舌质暗，苔黄腻，脉沉弦有力。拟行通因通用之法，选方青龙合剂合方三物备急丸加减。

处方：黄药子15 g，续断15 g，藤梨根20 g，天葵子15 g，制独角莲30 g，三棱10 g，莪术10 g，干蟾皮1张，大斑蝥2只，滑石15 g，急性子10 g，赤芍30，大黄10 g，干姜10 g，巴豆霜1 g（冲服），炙刺猬皮15 g。7剂，水煎服。每日1剂，早晚分服。

病人服药后，大便日行5~6次，腹痛已无，食欲渐佳，体力明显好转。服药半年，B超示腹腔淋巴结转移灶消失，肠镜示直肠肿物缩小，病人身体无明显不适。

2. 胃癌痛

某胃癌病人，老年男性，既往有慢性胃病史，因腹痛、黑便被某医院诊为胃癌，术中见病灶主要位于胃体和胃窦后壁，并与横结肠系膜及胰头表面浸润融合，失去根治机会。病理检查结果为腺癌淋巴结转移。行化疗1个月，身体无法耐受，后改为营养支持。

病人来诊时胃脘嘈杂，餐后疼痛，腹部压痛，面色萎黄，口干，小便可，大便潜血（＋＋）。舌质紫暗有裂纹，苔黄厚腻，脉沉细。拟以半夏泻心汤合方虎七散加减。

处方：姜半夏 20 g，黄芩 10 g，炮姜 10 g，党参 20 g，黄连 5 g，续断 15 g，壁虎 15 g，三七 10 g（冲服），刺猬皮 15 g，蒲公英 30 g，炙甘草 10 g，大枣（去核）5 枚。15 剂，水煎服。每日 1 剂，水煎取 2 碗，早晚分服。

服药后，病人胃脘疼痛缓解，便血渐止。守上方，加减半年余，病人身体无明显不适，精神体力佳。

3. 膀胱癌腰痛

刺猬皮入药，始见于《神农本草经》，被列为中品。其功效为"主五痔阴蚀下血，赤白五色血汁不止，阴肿，痛引腰背"。又，《医林改错》记载，将刺猬皮在瓦上焙干，研末冲服，可治疗遗精。我受此启发，用刺猬皮治疗膀胱癌腰痛或小便刺痛者，有效。

某病人，老年男性，患膀胱癌，膀胱镜检查发现，右侧输尿管口上方肿物约 20 mm×23 mm，病理检查为乳头状癌。病人拒绝手术，行保守治疗效果不佳。1 年后复查，肿物直径增大至 30 mm，右输尿管口模糊，膀胱三角区有广泛浸润，医生建议手术切除膀胱，病人坚决反对。

病人来诊时小便鲜红，夹有血块，小便刺痛，小腹及腰部刺痛，食欲较差，形体消瘦，大便稍干。舌质暗，苔白腻，脉沉迟。诊为寒湿毒结，治以温阳散寒攻下。选用理中汤合方州都汤、大黄附子汤加减。

处方：党参 15 g，白术 15 g，炮姜 15 g，刺猬皮 15 g，当归 10 g，赤芍 15 g，金钱草 30 g，红豆杉 10 g，大斑蝥 3 只，滑石 15 g，蝉蜕 10 g，蜈蚣 2 g（冲服），薏苡仁 30 g，怀牛膝 15 g，牵牛子 10 g，盐菟丝子 30 g。

二十五味备急丹，每次 5 g，每日 1 次，临睡前服。

半个月后，病人小便排出较多黑色血块，疼痛缓解。2 个月后，病人疼痛消失，血尿基本停止，食欲旺盛，面色红润。半年后复查，膀胱肿物缩小 1/2，病人无明显不适。

十二、僵蚕、蝉蜕治癌痛——取法升降散

升降散是温病学派的名方，出自《伤寒温疫条辨》。其组成为僵蚕、蝉蜕、姜黄、大黄四味药。原书说，此方治疗"表里三焦大热，其证治不可名状者"。升降散是临床常用处方，不但可以治疗疑难杂症，还可以用来消除癌症疼痛。药理学研究也证实，升降散中的四味药均有抗肿瘤作用。因此，在各种癌痛治疗中，升降散都可以广泛使用，尤以身体上部的癌症为宜。又，炒僵蚕具一定的降血糖作用，尤其适用于癌痛并发高血糖者。

僵蚕，又名天虫，味咸辛、性平，入肝、肺、胃经，得清化之气，性干而不腐，其气味俱薄，轻浮而升，能熄风止痉、化痰散结。蝉蜕，又名知了皮，无气味，性微凉，入肺、肝、肾经，质轻升散，善走皮腠，能凉散风热、透疹解痉。二药合用，善走人体上部，具有通络散结止痛之功，临证加减可以治疗多种癌痛。如炒僵蚕、蝉蜕加大黄、牵牛子，可治疗癌痛伴有积滞者；加姜黄、大黄，即升降散，升降相宜，调畅气机，善于治疗多种癌症患处肿胀疼痛。

中医有久病入络之说，癌症初起即可造成络脉损伤，随着病灶的生长，邪气逐渐蔓延，侵犯周围组织器官，导致剧烈疼痛。虫类药具有较好的通络散结止痛作用，而用虫类药治疗癌痛，是传统中医的特色之一。

1. 脑垂体恶性腺瘤痛

脑肿瘤的主要病机是痰瘀久郁，上犯清窍，不通则痛。在治疗上，当以化痰、破瘀、散结和攻下等方法来缓解疼痛。

治疗脑肿瘤头晕头痛，可以用自拟方天麻饮，或辨证加炒僵蚕、蝉蜕、清水全蝎、蜈蚣等。顽痰阻滞者，加胆南星、姜半夏、白芥子、皂角等；瘀血阻滞者，加酒大黄、燀桃仁、红花、壁虎、姜黄，或加服大黄䗪虫丸；头痛剧烈者，加槟榔、牵牛子，或加大剂量土茯苓，同时服用三物备急丸、二十五味备急丹等；寒湿化火、热毒内陷、谵妄昏迷者，加服耆婆万病丸，如无耆婆万病丸，也可以中成药安宫牛黄丸代之。

如某老年男性病人，头痛、视物不清十年，加重半年。伴头晕，呕吐，对症治疗未见明显效果。在某医院住院，检查发现脑部肿瘤，手术切除病灶，病理检查结果为脑垂体恶性腺瘤。术后2个月，左眼见飞蚊，右眼视物模糊。1年后行第2次手术，放射治疗5次。半年后再次复发，呕吐、全身浮肿，每日癫痫发作5~6次。家属拒绝放疗，转诊中医。

病人来诊时头部胀痛刺痛，头晕头重，恶心呕吐，腰酸腰痛，面色苍白，贫血貌，周身浮肿，精神疲惫，大便秘结。舌暗，苔白厚腻，脉沉细无力。拟右归丸合方天麻饮加减。

处方：熟地30g，菟丝子30g，鹿角20g，肉桂15g，制附子15g，荆芥穗15g，天麻15g，白芷15g，川芎15g，清水全蝎3g，蜈蚣1g（冲服），炒僵蚕10g，蝉蜕10g，大黄10g，牵牛子10g。15剂，水煎服。每日1剂，早晚分服。

二十五味备急丹，每次5g，每日1次，临睡前服。

病人服药后，大便日行 3~5 次，排出大量恶水，头痛顿时缓解，能进流食。原方继进，1 个月后，大便排出黑色黏冻状物，未再呕吐，头痛已无。

2. 肺癌痛

治疗肺癌疼痛，多以全瓜蒌、薤白、干蟾皮等为主药，缓解疼痛，抑制病灶生长。若病情处于急性进展期，疼痛剧烈，亦可以选用清水全蝎、蜈蚣、炒僵蚕、蝉蜕、露蜂房等增强抗癌止痛的效果。党参、北黄芪、姜半夏等扶正之品的应用，必须贯穿治疗的始终。

如某肺癌病人，男性，60 余岁。发热，体温 39℃，胸痛，咳嗽咯血，食欲不振，形体消瘦，面色黧黑，重度贫血，小便可，大便秘结。舌质暗，苔白厚腻，脉沉弦。诊为寒积化热，治以寒温并用、攻下消积。选方理中汤合方升降散加减。

处方：黄芪 30 g，炮姜 15 g，苍术 15 g，党参 15 g，白花蛇舌草 15 g，白茅根 30 g，蜈蚣 1 g（冲服），清水全蝎 3 g（冲服），炒僵蚕 10 g，蝉蜕 10 g，露蜂房 10 g（冲服），大黄 10 g。15 剂，水煎服。每日 1 剂，早晚分服。

病人服药 3 剂，发热消失；半个月后，疼痛缓解；原方继进，2 个月后，诸症减轻。后以二十五味备急丹巩固半年，病人身体无明显不适，回原确诊医院复查，右肺肿块略有缩小。

3. 乳癌痛

乳癌，古时称"乳岩"。乳腺增生，古时称"乳癖"。二病多因肝气郁结，冲任失调所致。炒僵蚕、蝉蜕、清水全蝎、蜈蚣、炮山甲各等份，研末吞服，对乳腺癌、食管癌疼痛有效。此方亦可治疗乳腺增生，一般 2 周见效，2~3 个月痊愈。

如某乳腺癌病人，乳房胀痛，腋下淋巴结肿大，嘱病人以炒僵蚕、蝉蜕、清水全蝎、蜈蚣、炮山甲各等份，研为细末，每日3次，每次3g，以逍遥散煎汤送服。10日后，疼痛缓解；3个月后，病情稳定，肿大的淋巴结也开始消散。

4.胃癌痛

某病人，老年男性，因胃脘疼痛、呕吐，被诊为胃癌。症见形体消瘦，胃脘疼痛，大便秘结，6~7日一行。舌苔白腻，脉沉弦。证属胃反。拟降逆和胃，攻下消癥。选方大半夏汤合方升降散加减。

处方：姜半夏60g，制南星30g，党参30g，炒僵蚕10g，蝉蜕10g，清水全蝎3g，蜈蚣1g（冲服），制马钱子1g（冲服）。7剂，水煎服。每日1剂，煮取2碗，服时兑入蜂蜜60ml，小口频服。

病人服药1周，诸症好转。随症加减3个月后，病人食欲佳，无明显不适。

总而言之，僵蚕、蝉蜕适用范围较广。配伍土茯苓、酒乌梢蛇等，可以治疗脑肿瘤疼痛；配伍辛夷、苍耳子，可以治疗鼻咽癌肿痛；配伍木蝴蝶、射干，可以治疗喉癌疼痛；配伍黄药子、露蜂房，可以治疗甲状腺癌疼痛；配伍白芥子、黄药子，具有散结止痛之功，可以治疗锁骨上淋巴结转移癌；配伍露蜂房、山慈菇，可以治疗肺癌胸闷胸痛；配伍夏枯草、猫爪草、干蟾皮，可以治疗纵隔恶性肿瘤胸闷胸痛等。

僵蚕、蝉蜕二药也常用于肝癌、肠癌等。如配伍壁虎、土鳖虫，可以治疗肝癌疼痛；配伍石见穿、砂炒干蟾、壁虎、姜半夏等，可以治疗食管癌胸骨后刺痛；配伍蜈蚣、制马钱子，可以治疗胃癌疼痛；配伍刺猬皮，可以治疗结直肠癌疼痛、黏液脓血便；配伍清水全蝎、炮山甲，具消肿止痛作用，可以治疗淋巴瘤。二药无毒，常用量为各

10~15 g，可以长期服用。

又，《虫类药的应用》中说，僵蚕可以治疗术后瘢痕增生。我曾用其治疗过 2 例术后瘢痕增生，均有一定的作用。方法如下。白僵蚕 14 条，鸡蛋 1 个。将鸡蛋放白酒内泡 7 天，取出蛋清，将僵蚕研末后与蛋黄调成糊状，涂于瘢痕上，每日 2 次，瘢痕可以逐步减轻。附记于此，以资裨益。

十三、通治癌痛药对——全蝎、蜈蚣、炒僵蚕

全蝎、蜈蚣、炒僵蚕为虫类药物中能熄风解毒、散结止痛之要药，是我通治各种癌痛的药对。三药作用基本相同，唯性味稍有区别。全蝎、炒僵蚕偏于辛平，蜈蚣偏于辛温。此三药除可治疗癫痫、头痛、面瘫、震颤麻痹等神经系统疾病以外，还具有活血散结、破瘀止痛的作用，可用于各种肿瘤痞块。三药合用，可进颅内，可入骨髓，通治一切癌痛，且可抑制病灶生长。

全蝎、蜈蚣和炒僵蚕，具有较强的化痰软坚、散瘀定痛作用，是治疗癌痛的特效药，且无明显毒副作用。我常将三药用于脑肿瘤、脊髓瘤、食管癌、肺癌、纵隔恶性肿瘤、乳腺癌及癌症骨转移疼痛、横纹肌肉瘤疼痛等，抗癌止痛效果显著，一般大病灶多无明显变化，但部分较小病灶会缩小或消失，可以延长病人生命。

在我用过的抗癌止痛处方中，有不少验方都是三药合用，或含有其中 2 味药。兹举数例如下。

1. 常用处方

（1）神农丸

处方：清水全蝎、蜈蚣、水牛角、制马钱子、川芎各 9 g，穿山甲、

当归各 15 g，雄黄（水飞）3 g，甘草 10 g。

用法：研末，炼蜜为丸，丸重 1 g，每次 1~3 g，每日 2 次。

本方具有一定的止痛作用，适用于肝癌、胃癌、结直肠癌等，可延长生存周期。部分病人服药两周内疼痛缓解，各种不适逐渐解除。

（2）全蝎散

处方：清水全蝎、炒僵蚕、白附子各 30 g。

用法：研细末，每服 3 g，热黄酒调下，日服 2 次。

此方对喉癌有效，可以缓解疼痛。

（3）五虫散

处方：清水全蝎、蜈蚣、乳香、没药各 6 g，炮山甲 9 g，朱砂 1.5 g，赤练蛇 1 条（煅）。

用法：共研细末，装胶囊备用。每日 3 次，每次 1 粒，饭后吞服。病情顽固，疼痛剧烈者，加大斑蝥 5~6 只，去头、翅、足，火焙后研极细末，兑入药中服用。

本方对肺癌有效，可显著缓解疼痛，控制病情，部分病人服药后肿瘤缩小。

（4）七虫散

处方：清水全蝎、蜈蚣、水蛭、炒僵蚕、蜣螂、壁虎、醋五灵脂各等份。

用法：共为细末，每次 3 g，每日 2 次。

本方主要用于治疗原发性肝癌疼痛，也可以用于胰腺癌，以及各种癌性淋巴结肿大疼痛。

（5）淋巴肉瘤验方

处方：清水全蝎、蜈蚣、生水蛭、血竭、皂矾、雄黄（水飞）各

30 g，硼砂、硇砂、苏合油、白及各 15 g，制乳香、制没药、天花粉、朱砂（水飞）各 60 g，轻粉 2 g。

用法：研末，水泛为丸，绿豆大，每服 1~10 丸。据病人耐受情况，逐渐加量，日服 2 次，1 个月内显效。

本方主要用于治疗淋巴肉瘤患处肿胀疼痛，具有较快缓解疼痛及控制肿瘤生长的作用。

（6）八味祛风散

处方：制白附子、灵芝、天麻、当归、巴豆霜、朱砂（水飞）、炒僵蚕、清水全蝎各 10 g。

用法：研成细末，每次 0.25~1 g，每晚临睡前服，以病人耐受为准，保持大便呈糊状为宜。部分病人服用后，口中会分泌较多痰涎，痰涎不可咽下，需要吐出来，才可断病根。

本方用于各种疔毒恶疮、痈疽发背，疼痛剧烈，已溃未溃者，皆可治之。兼治小儿惊风抽搐、痰涎壅盛、角弓反张等症。

八味祛风散为我家传秘方，小时候我只知道八味祛风散可治疗"疙瘩疖子"，后来才知道其治疗范围也包含部分癌痛。

现代药理研究表明，全蝎主要含蝎毒。蝎毒类似蛇毒，其含有的蛋白质具有较强的镇痛活性及抗肿瘤作用。蜈蚣对多种肿瘤有效，其抗肿瘤作用是通过多靶点、多途径、多层次，并且由多种机制的协同作用来实现的，能较好地缓解转移性骨肿瘤疼痛，提高生存质量。僵蚕能显著抑制胃癌、肝癌细胞生长，抑制结肠癌、乳腺癌、肺癌、前列腺癌和肝癌细胞等的发生或发展。

我常以以下三种方式将全蝎、蜈蚣、炒僵蚕三味药入复方。一以"八味祛风散"加蜈蚣，制成散剂，治疗多种癌痛。二以清水全蝎、蜈蚣、炒僵蚕，配伍露蜂房、鼠妇、甘草泡地龙等，制成"二十五味备急丹"，缓解疼痛，抑制肿瘤生长，通治一切癌症。三是在辨证处方时，加入三药。如治疗脑肿瘤疼痛，可以用清水全蝎、蜈蚣、炒僵蚕配伍酒乌梢蛇、胆南星，或大剂量土茯苓等。

另外，我熟悉的一位老中医在当地颇有威望，家里祖传几代都以加味金蚣丸治疗癌症。大部分病人服药后，疼痛可迅速缓解，止痛药的使用剂量可显著减少。加味金蚣丸的主要成分就是清水全蝎、蜈蚣、炒僵蚕等。

2. 一个横纹肌肉瘤病例

数年前，我在朋友门诊客串，来了一位下巴部肿块病理检查结果为横纹肌肉瘤的老年男性病人，手术后半年，肿瘤在原处复发；放疗30多次，肿块消失，后又在原处出现，质地坚硬，左腋下转移，肺部转移。医院告知病人预后不良，只给开了六神丸及数种西药。

病人身材魁梧，面色灰暗，左侧牙痛及面部疼痛，左侧下颌骨及腋下有肿块，胸闷，纳差，眠浅，小便短赤，大便干，数日一行。舌质暗，苔黄，脉沉细。

根据以往的经验，我觉得可以治疗，但是需要耐心，要配成中药散剂，长期服用，且必用全蝎、蜈蚣、炒僵蚕和巴豆霜。拟用八味祛风散为主，去天麻，加蜈蚣治疗。

处方：制白附子、灵芝、当归、巴豆霜、朱砂（水飞）、炒僵蚕、清水全蝎、蜈蚣（带头足），各30 g。以上为一料，研成细末，每次1~3 g，每晚临睡前服，以病人耐受为准，保持大便呈糊状为宜。

另嘱其每天以大斑蝥2只，红皮鸡蛋1个，制成斑蝥烧鸡蛋，去斑蝥，只吃鸡蛋，早晚分服。

六神丸，内服，每次 20 粒，舌下含服。同时用米醋融化 20 粒，外涂患处，每日 2 次。

后朋友告知，上次的方子效果好。病人用药后当天牙痛缓解，继续用药半年，下颌骨及腋下肿块都缩小了。我回复说至少要保持用药 3 年以上，病情才会稳定。

3. 虫类药是治疗癌痛的重要武器

现代研究也发现，多数虫类药都具有一定的活血化瘀、抗肿瘤作用，其中全蝎、蜈蚣、白花蛇、虻虫、干蟾皮、露蜂房等还具有显著的镇痛、镇静作用，有些虫类药还具有免疫调节作用，如地龙、干蟾皮、醋鳖甲等。

实践证明，虫类药是治疗癌症疼痛的重要武器，用和不用疗效截然不同。治疗癌症早期病人时，以汤剂为主，一旦病情稳定，就可以长期使用散剂。

在我的处方中，大约 70% 的方子都含有虫类药，2~3 味不等。虫类药有腥味，可以入煎剂，也可以研成细末，用汤剂冲服，或装入空心胶囊，早晚吞服。一般服用 2~3 个月后，为避免产生耐药性，可以替换为其他同类药物。有些药，如露蜂房、全蝎、蜈蚣、炒僵蚕、地龙等，也可长期服用。

虫类药应用过程中有以下几个问题需要注意。

（1）虫类药可能引起过敏反应，过敏体质者要谨慎使用。一旦有过敏倾向，应立即停药。

（2）虫类药具有一定毒性，用药应循序渐进，定期检测肝肾功能。如全蝎含类似蛇毒的神经毒样物质，蜈蚣含类似蜂毒的组胺样物质和溶血蛋白，过量使用可引起中毒，出现溶血、贫血、肝肾功能损害等。

对有出血倾向、肝肾功能异常的病人，要慎用虫类药，可加入少许甘草以制其毒性。

（3）传统虫类药在炮制过程中，一部分毒性已被破坏，故疗效也会随之降低。所以，绝大多数虫类药都可以入汤剂，亦可入丸散，其中以入丸散效果最佳。

（4）蜈蚣入药时，要带头足，古法去头足会损害药力。全蝎尾较全蝎腹部的药力更强。中药饮片全蝎碎末，多为蝎尾，切勿丢弃。另外，要使用清水全蝎，普通全蝎会伴有大量食盐增加重量，滥竽充数，全无药力。全蝎、蜈蚣，生用效果佳，而僵蚕则不同。僵蚕善于疏风解表，炒制之后，则长于化痰散结。

（5）长期服用虫类药时，只要保持病人大小便通畅，一般不至于发生毒性反应。如一位晚期大肠癌病人，已腹腔多发转移，腹部剧烈阵痛，曾连续十年服用以全蝎、蜈蚣、炒僵蚕和斑蝥为主的散剂，未曾发生毒性反应，唯身体虚弱，需定期服用补益之剂。

十四、马钱子是治疗癌痛的重要药物

马钱子为有毒之品，具有以毒攻毒、消肿散结的作用，是治疗癌性疼痛的重要药物。《外科证治全生集》中的小金丹，可治疗乳癌、脑肿瘤等，具有一定镇痛效果，其主要成分即制马钱子、草乌、麝香等。凌一揆主编的《中药学》中也认为，马钱子能治疗多种癌症，可单独使用，或与露蜂房、砒石等药物配伍，疗效颇佳。

1.马钱子治癌痛

用制马钱子治疗癌痛，要以服药后嘴唇微麻为度。在我读书时，村里一个邻居罹患肝癌，每天靠止痛药度日。我包了几十包黑白散，每包 1 g，特别交代病人家属，每三个小时吃 1 包，一直吃到嘴唇微麻，或疼痛缓解为止。没想到，病人一夜之间竟吃了 6 g 黑白散，相当于 3 g 制马钱子，疼痛才开始缓解。我又将制马钱子和八味祛风散各等份，制成散剂，该病人平均每日服用制马钱子 5~6 g，又维持了两年多。

学医迄今，我较喜欢用制马钱子治疗各种疼痛。自拟方"二十五味备急丹"中，亦含有制马钱子，取其散结镇痛的功效，该自拟方广泛用于各种癌痛的治疗，多年使用，未曾发生明显不良反应。我甚至一度怀疑马钱子是否真的有毒。

我曾单独使用制马钱子粉治疗过几例癌症，都是用其他方法并未完全缓解疼痛的。病人们从每日服用 2 g 开始，逐渐加量，其中有一例胰腺癌病人，一直服至每日 8 g，疼痛才可以缓解 2/3。但如此超常规用量，已经严重挑战了我的心理承受底线，遂嘱其每日以制马钱子粉 8 g 早晚分服。继续服用 1 周，病人疼痛基本消失。

另外，有段时间我痔疮反复发作。各类痔疮中，最疼的是外痔，而我得的偏偏就是外痔。既然马钱子可以疏通经络，消肿散结，治疗癌性疼痛，那它是否可以治疗痔疮呢？我突发奇想。同时，我也好奇马钱子到底有多大毒性。

我在 6 个小时内分批服下共 8 g 制马钱子粉，当日痔疮疼痛消失。除了吞咽稍感困难和嘴唇微麻以外，并没有发现其他不适。那是我第 1 次大剂量服用制马钱子，经过治疗，痔疮基本治愈，之后虽然久坐会有不舒服，但再也没有像之前痔疮发作那般严重。

2. 马钱子治癌痛的不传之秘在于炮制方法和剂量

马钱子是有毒之物，但炮制得当的马钱子则无毒。马钱子毒性的大小，与马钱子的炮制火候和用量有关。但有一点需要说明的是，生马钱子非常苦，简直无法下咽，而炮制好的制马钱子则味道香浓，类似美式咖啡的口感。所以，我每次都尽可能炮制较多的马钱子，每次炮制完，必须亲自服用，测试嘴唇稍麻、略感吞咽困难，而没有其他中毒症状的最佳治疗剂量，以此推算病人的每日用量。

上海有位医生，对拙著《截根疗法——濒临失传的中医绝技》颇感兴趣，他曾按照书里的方法治疗偏头痛，手到病除。后来又用书中处方治疗坐骨神经痛几近瘫痪的病人，病人服药 2 剂后疼痛缓解 2/3，服药 4 剂后疼痛消失，因而对中医信心倍增。有位肝癌病人，每天要打几次吗啡，这位医生按照书中处方，用制马钱子配了黑白散，因病人有剧烈呕吐，故辨证使用了吴茱萸汤，嘱病人在临睡前冲服黑白散 1 g，病人次日反馈效果不显。我建议将黑白散加至 3 g，早晚分服。加量以后，该病人就再也没有打过吗啡。后来这位医生又辨证采用汤剂冲服黑白散治疗了其他几例癌痛病人，部分病人可停用止痛药。

马钱子临床应用千年而不衰。顾氏家传的黑白散，世代单传，极具神秘性，而疗效显著，正所谓"毒药猛剂，善起沉疴"。

马钱子是一味神奇的药物，具较强的散结止痛作用。可能大地上也很难再找出一种能够像马钱子一样能自动寻找病灶并发挥其效力的药物。特别是对脊髓、脊柱及骨骼肌肉系统，马钱子之药力在短时间内就能直达病灶。服用马钱子后，患病部位肌肉瞤动，是机体进行自我修复。大剂量应用马钱子时或会有一过性的瞑眩反应——疼痛加重，此时不必停药，一般几天即可控制病情。

如果说中医的不传之秘在于剂量，那么马钱子的不传之秘就在于炮制火候和最佳治疗剂量。在实际应用中，马钱子的使用当因人、因时、因地、因炮制的不同而异，长期服用或有累积毒性，应定期检测肝肾功能。

通过三十年的临床验证，以及亲身服用和大量的临床体会，我得出结论：为确保每次药力恒定，马钱子必须亲自炮制，制成散剂内服。马钱子临床应用的最佳治疗剂量，大致为每日 1~3 g，每日早晚服用，重症病人可每 6 小时服用 1 次。

也有医家认为，马钱子在人体内有蓄积作用，排泄较为缓慢。一般情况下，连续服药 2 个月要停药 1 周。据文献记载，马钱子中毒后全身肌肉强直性痉挛，严重的会出现角弓反张，渐至呼吸肌麻痹，瞳孔散大，脉搏加快，发绀。一旦出现中毒反应，应以生甘草 100 g、绿豆 100 g 煎汤服，每 4 小时 1 次，连服 2~4 次即可解毒。症状轻的，多喝凉水就可以解毒。

按《本草原始》记载，马钱子"鸟中其毒，则麻木搐急而毙；狗中其毒，则苦痛断肠而毙。若误服之，令人四肢拘挛"。这一论述，有杜撰的嫌疑，毕竟未依法炮制偏生的马钱子非常苦，而生品更苦，鸟和狗误服的可能性微乎其微。南唐后主李煜误服生马钱子毒酒而中毒身亡的说法，或为小说家的无稽之谈。

3. 顾氏家传马钱子炮制法

马钱子炮制与否，利害攸关。张锡纯说："制之有法，则有毒者，可至无毒。"

顾氏家传马钱子炮制法：将净砂子放到锅里，用武火把砂子炒热，加入刮去皮毛的生马钱子，换成文火，把马钱子炒到表面呈深棕色，鼓起，内部呈咖啡色，并鼓起小泡，微有焦香味，用手可以捏碎，此即是最佳火候。此时，马钱子的毒性最小，药效最大。如果马钱子里面呈黄色，说明火候嫩了，毒性较大；如果里面呈黑色，则为炮制太过，全无药力。

起初，我都是按照老方法先将马钱子刮掉毛，再炮制，但随着经验的增加及查阅大量的资料以后，我发现马钱子的皮毛不是毒性最大的部分。最近一些年我尝试不去皮毛且使用砂炒法炮制，也未见明显中毒反应。所以，炮制马钱子根本不需去皮毛。马钱子的炮制原理是，通过高温炒制，逐渐破坏马钱子的毒性，同时生成有效成分。

《中华本草》记载，经高温加热（220~260℃，3分钟），马钱子中的剧毒成分番木鳖碱（士的宁）、马钱子碱含量明显降低，而异番木鳖碱、异马钱子碱、番木鳖碱N–氧化物及马钱子碱N–氧化物含量增高。

炮制马钱子的关键在于火候，火候恰好的马钱子放凉后稍用力挤压，即能断开。若内部为白色或黄色，味极苦，说明火候太轻了，不能内服；若内部为紫红色，味苦，说明偏生，毒性较大，药效也较差；若内部为黑色，味道极淡，说明炮制过度，药力丧失，用之虽然安全，但也没有治疗作用；内部呈咖啡色，散发出咖啡般的浓香，味略苦，此时毒性最低，效果最佳。

十五、青龙衣——单方一味，气煞名医

青龙衣，是野生山核桃最外层青皮，是核桃还没有成熟时外面表层的绿色外衣。在东北民间广泛流传的核桃树抗癌的验方中，以青龙衣煮水代茶饮流传最广，效果也最好。民间也有用山核桃树枝煮鸡蛋的验方

在东北流传。曾有一例胰头腺瘤病人，我试用这个方法治疗，有效。

1. 直肠癌疼痛

在我读大学时，一个邻居被确诊为癌症，肿瘤在腹腔蔓延，已无法手术。我先以中药缓解其剧烈腹痛，后嘱其每天加服青龙衣，煮水代茶饮，从每天 30 g 开始，后来逐渐加到每天 250 g。病人前后服用青龙衣近十年，带瘤生存近二十年，在当地传为佳话。

2. 肝癌晚期疼痛

曾有报道，治疗胃痛、痛经、癌痛等，可以用野生青龙衣代替吗啡、阿片酊等止痛药物。据我多年体会，此说可信。

如某 50 余岁男性病人，妻子因肺癌去世后 3 年，病人腹部胀痛，被诊为肝癌晚期，并发大量腹水。医生说病人随时会有生命危险，建议其回家准备后事。家人抱着死马当活马医的心态，每天用青龙衣 100 g，煮水代茶饮。奇怪的是，当时病人进食已经非常困难了，恶心呕吐频发，居然喝青龙衣水就不吐，当天疼痛即有所缓解。1 个月以后，病人肝区再次疼痛，再喝还有效，但这时他已经是肝癌晚期了，没过多久就去世了。

癌痛伴腹水病人，以耆婆万病丸和青龙衣为主治疗时，须保持病人大便日行 2~3 次，有时病人小便会浑浊如泥，伴巨大腐臭味。一个肝癌并发肝硬化的病人，肝区疼痛，腹部胀痛，曾连续服用 2 年中药，之后坚持用青龙衣煮水喝，身体无明显不适，已维持 5 年。

3. 食管癌疼痛

一食管癌病人，既往有高血压病史，每日胸骨后灼痛，化疗效果不显，进行性吞咽困难，饮水噎呛。嘱其以耆婆万病丸每次 1 g，每日 1 次，临睡前用蜂蜜水送服；青龙衣 120 g，煮水代茶饮。3 个月后，病人疼痛等不适基本消失，去医院复查，食管病灶缩小。后病人告知，服药后，不但食管癌得到了治疗，而且原来胳膊上的几个蚕豆大的脂肪瘤也消掉了。

4.肺腺癌疼痛

某老年女性病人。肺腺癌术后，做了几次化疗，因无法忍受化疗之副作用而被迫中断化疗。就诊时，胸闷胸痛。采用以青龙衣为主的方案治疗后，病人疼痛逐渐消失，身体逐渐恢复，无明显不适。随访1年，病人可以到公园散步。

一个朋友的母亲患肺腺癌，我建议以中药为主，同时服用青龙衣茶治疗，直到现在，已过3年，朋友之母还健在。而她的病友服用青龙衣茶后，疼痛消失，也维持了1年多，起初状态非常好，1年后病情开始反复，继续喝效果不好，最终在术后3年过世了。

5.恶性骨肿瘤晚期疼痛

某老年女性病人，恶性骨肿瘤晚期，双腿疼痛，行走困难，医院建议截肢保命，病人无法接受，被告知存活时间不会超过6个月。病人已经卧床不起，又不愿意化疗，就采用以青龙衣煮水代茶饮为主的方法治疗，治疗半个多月，病人疼痛逐渐消失。半年以后，病人不但没有病故，而且还可以到院子里散步，料理简单的家务。

6.乳腺癌晚期疼痛

一老年女性病人，乳腺癌晚期，肝脏转移，已经失去手术机会，化疗10次，因经济困难被迫停止，也没有再接受其他治疗。病人肝区疼痛，乳房刺痛。嘱其每天服用斑蝥烧鸡蛋，同时以青龙衣煮水代茶饮。半个月后，病人疼痛缓解，可以料理简单家务。

7. 卵巢癌晚期腹痛

某老年女性病人，腹胀不适，检查发现大量腹水，1周后被确诊为卵巢癌晚期，肿瘤标记物 CA125 结果为 1600 U/ml，腹水中查出肿瘤细胞，病理检查结果为腺癌。

家属担心病人身体虚弱，肿瘤已经扩散，拒绝手术建议。做了几次化疗，病人反应很大，白细胞迅速下降，腹水日益加重，抽放了 3 次腹水，又因转移灶发生了肠梗阻，腹胀腹痛，大便不通，食入即吐，医生建议准备后事。

病人女儿同事的亲戚，1 年前查出胆管癌，手术失败，结果喝了青龙衣茶后没几天就不疼了，后来还可以出门散步。

这时病人又接二连三发生了几次肠梗阻，每隔 7~8 天才有 1 次大便，排气也很少，腹胀腹痛，吃不下东西，只能喝少许温水。低蛋白血症，贫血，营养不良，梗阻性黄疸，靠吗啡度日。

此时病人的亲戚打电话过来，说她姨父患淋巴癌，春天的时候化疗，没控制住，后来喝青龙衣茶，喝了几个月，身上不疼了，现在还能拄着拐杖散步，脖子下面的肿物也消了。

病人女儿照葫芦画瓢，每天煮青龙衣给母亲喝。半个月过去了，验血结果显示病人的 CA125 降到了 560 U/ml。从服药当天开始，病人腹部就没痛过，大便每天都有，腹水逐渐消退。后来验血，病人的 CA125 降到了 300 U/ml。从喝青龙衣茶开始，共计维持一年半，后病人因其他疾病去世。

青龙衣可用于各种癌症疼痛，在呕吐、饮食难入的情况下，每日煮水代茶饮，可以镇痛止呕，部分病人可停止使用止痛剂，身体状况逐步改善，生命延长。青龙衣还可以消除放疗和化疗副作用，改善血象。长期使用，不必担心不良反应。

十六、民间单方"菝葜瘦肉汤"——治疗癌症的美食

菝葜，又叫金刚藤，因其藤和根茎坚硬，故民间称之为金刚藤或金刚根。菝葜是民间常用中草药之一，用于跌仆损伤、风湿痹痛、疔疮痈肿等。菝葜生于山坡林下，分布在华东、中南、西南等地区。中医认为，菝葜性温，味甘，归肝、肾经，有祛风湿、利小便、消肿毒等功效。现代药理研究证明，菝葜对 S180、脑瘤 22 等有一定抑制作用。菝葜可抑制肿瘤细胞增殖，通过直接杀伤肿瘤细胞和促进肿瘤细胞凋亡发挥作用。

菝葜用于消化道恶性肿瘤，具有一定的抗癌止痛作用。民间验方菝葜猪肉汤，对多种消化道恶性肿瘤有效。大约 50% 的病人可获得明显近期疗效，疼痛等不适症状缓解；部分病例肿瘤缩小，但多数病人仅症状改善，病灶未见变化。

本品对虚寒体质的病人较为适合，病人服药后，胃肠道舒适，疼痛减轻，食欲增强，食管癌病人呕吐黏液明显减少。反之，如果是阴亏虚热体质，服后易引起口干、便秘、尿赤、口腔黏膜溃疡等。故用其治疗放疗、化疗引起的一系列热性反应时，不宜单独应用，可适当配伍滋阴清热之品。

有些肠癌病人肿块较大，腹部胀痛，呈持续性钝痛；或大便时疼痛剧烈，平素便意频频，肛门坠胀，排便不畅；或大便中带有黏液和脓血，舌质紫暗或有瘀斑等。这些表现皆可归结为"瘀毒内阻"。菝葜具有一定的散瘀消肿的功效，适合此类病人。

对于肿块较大，腹部持续性胀痛，疼痛拒按的病人，菝葜可入复方，配伍当归、红花、燀桃仁、赤芍、藤梨根和石见穿等，以加强化瘀解毒消肿之力。同时煮食菝葜瘦肉汤，可以改善疼痛等不适症状。瘀毒内陷，郁而化热，结直肠癌病人会表现为大便稀溏、肛门灼热疼痛，菝葜配伍清热解毒的中药，如黄芩、黄柏、白头翁、秦皮、败酱草等，可清除肠道热毒。

菝葜利小便、消肿毒，可以用于轻中度腹水病人，具有吸收腹水的作用。因此，用菝葜治疗宫颈癌放疗后的腹痛及黏液脓血便等肠道反应，具有较好效果。

我常用菝葜治疗胃肠道恶性肿瘤疼痛。兹举二例，抛砖引玉。

食管癌早期，一般仅吞咽不利，晚期常胸骨后疼痛。一位食管癌病人，进行性吞咽困难，呕血，黑便，在某医院治疗数月，经全力抢救后保住生命，但因肿块较大，无法手术切除，家属又拒绝放疗、化疗，医生认为无法治疗。

病人来诊时面色苍白，消瘦乏力，进食困难，吞咽障碍，胸骨后疼痛，伴胸闷心悸，重度贫血，血红蛋白 60 g/L，因较少进食，故二便亦少。拟方六君子汤顾护胃气，加丹参、鸡内金、豆蔻、砂仁、菝葜等煎作汤剂。

处方：党参 20 g，白术 20 g，茯苓 20 g，法半夏 15 g，陈皮 15 g，丹参 30 g，鸡内金 30 g，草豆蔻 10 g，砂仁 5 g，菝葜 60 g，砂炒干蟾 10 g，炙甘草 10 g。15 剂，水煎服。每日 1 剂，早晚分服。

另以壁虎 200 g、三七 70 g 制成散剂，每日 10 g，早晚分服。

半个月后，病人进食改善，胸骨后疼痛消失。后病人得知身患癌症，恐增添子女负担，自暴自弃，拒绝任何治疗。嘱家属用菝葜 250 g，每天煲猪肉汤让病人服用，病人食用后，吞咽顺利，亦无疼痛。

另一位病人，女性，老年人，与该病人系同乡，胃腺癌晚期，肝脏多发转移，二人同时确诊，医院建议进行化疗，否则存活时间不超过3个月，家属拒绝。

病人见同乡吃菝葜汤效果好，便叫家人到山上挖野生菝葜，每日炖菝葜汤，同时服用岐黄散，几个月过去了，不仅没有去世，反而疼痛逐渐缓解，饮食日渐增多，能够参加体力劳动，存活3年。全村上下无不震惊。

以上两个病人，存活期间都无明显疼痛，直到去世前一天为止，都可以进食。

菝葜还具有利湿去浊的功效，适用于脾虚湿盛证，症见食欲不振，矢气频频，或大便中带有未消化食物，腹部胀满或隐隐作痛。菝葜与党参、北黄芪、藿香、佩兰、焦三仙等同用，可以健脾化湿去浊，有效缓解疼痛症状，促进食欲，加强脾胃的吸收功能。

由于本品对胃肠道黏膜有一定的刺激性，所以不宜单独大剂量长期使用，可配伍健脾和胃之品，或加猪肉同煎以中和其皂素及杂质，避免刺激胃肠引起恶心、呕吐等不适。

十七、民间单方"蛇蜕煎鸡蛋"——对多种癌症有效

蛇蜕，为乌梢蛇或其他蛇类蜕下的干燥皮膜，常生用或焙用，味甘、咸，平，归肝经，功效祛风、定惊、解毒、退翳。其特点是作用平和，善于祛风解毒。常用于小儿惊风、抽搐痉挛、翳障、喉痹、皮肤瘙痒、外科痈疽肿毒、癌症及癌性淋巴结肿痛的治疗。

　　我父亲在年轻时曾患淋巴结核，颈部淋巴结肿大溃烂，看了不少医生，病情总是反复。我奶奶用蛇蜕煎鸡蛋的方法为他治疗，当时他只吃了几次，溃烂的淋巴结就开始萎缩并脱落，半个月就痊愈了。

　　再说一个我外婆讲述的故事吧。外婆年轻时，她们村里一个女孩乳房变黑，肿胀溃烂，疼痛不安，乳头时常流出血水，贴了膏药也不行，去医院看病，医生说是乳癌，要切掉乳房。一个还未出嫁的姑娘，当然不会接受这个治疗方案。

　　去省城看病，答案是一样的，都要切掉乳房。为了保命，她决定手术，但手术费要上万块，她得先回家凑钱。

　　在火车上，一位老中医看她如此沮丧，就跟她聊了起来，老中医说："我告诉你一个方子，如果你信呢，就回去试试，也许能把病治好。如果不信呢，就去做手术。"

　　老中医说，西医叫癌症，中医叫肿毒，西医治病要手术，中医治病要消肿解毒。肿毒，就是血液在流通过程中出现了淤堵，久而久之形成的。

　　老中医说，准备红皮鸡蛋2个，蛇蜕二钱（约7 g）研末，搅拌均匀，在锅里少放一些油，将蛇蜕鸡蛋煎成金黄色，每天早上空腹服用，15天见效，3个月痊愈。

　　外婆和女孩的妈妈关系不错，听说她们从省城看病回来，就过去看望。她们闲话家常，一来二去，就聊到了我父亲吃蛇蜕煎鸡蛋治好了淋巴结核的事情。这女孩一听，怎么和火车上的老中医说得一模一样？都是用蛇蜕煎鸡蛋治癌症。其实她并不知道淋巴结核和癌症截然不同。有病乱投医，临时抱佛脚，她赶紧让家人找了一袋子蛇蜕，每天早晚煎鸡蛋吃。

说来也奇怪，就在吃蛇蜕煎鸡蛋的第二天，她的乳房胀痛开始缓解，吃到半个月的时候，乳房肿块已经开始萎缩并逐渐脱落，也不疼了。前后吃了几个月，她的乳癌痊愈了。

这是外婆的亲眼见闻，蛇蜕煎鸡蛋让一个未嫁少女于几十年前免受手术之苦，在几个月内得以康复。

其实，有好长一段时间，我都对蛇蜕能治疗癌症存疑。我认为外婆的说法只能说明蛇蜕治疗痈疽肿毒有效。后来在资料中看到孙秉严先生用蛇蜕治疗食管癌、胃癌、乳腺癌、宫颈癌和卵巢癌等恶性肿瘤，病人在服药期间疼痛等各种不适逐渐解除，有些病人甚至从大小便中排出烂肉状组织，方才相信，原来用蛇蜕治疗癌症，可以消除疼痛，促使病灶萎缩并脱落，确有其事。

我曾用蛇蜕煎鸡蛋治疗癌症术后淋巴结肿胀疼痛，又不具备手术指征者。其中2例是乳癌病人，手术以后，腋下淋巴结肿大，用以蛇蜕煎鸡蛋为主的中药治疗，1周后疼痛缓解，3个月后肿大的淋巴结明显缩小，半年后恢复正常；另外2例是直肠癌病人，都是术后腹部隐痛不适，影像学提示淋巴结肿大，在常规服用中药的基础上，每天用蛇蜕煎鸡蛋代替早餐，2例病人都在半个月内疼痛缓解，3个月后复查，肿大的淋巴结基本消失。

我还曾治疗一位食管癌病人，病人已经做过2次手术，花费巨大，家里已经山穷水尽，就诊时胸部闷痛，连喝水都困难，嘱其每天食用斑蝥烧鸡蛋，结果只吃了几天，就无法耐受斑蝥的刺激性，小便刺痛难忍。后改吃蛇蜕煎鸡蛋，吃了几天胸口就不疼了，吃东西也较前顺畅。

还有一例肺癌术后病人，在复查时发现纵隔内多个淋巴结肿大，胸部闷痛，呼吸困难，咳嗽，嘱其服用蛇蜕煎鸡蛋和二十五味备急丹。服用 1 周后，病人胸闷胸痛缓解；服用 2 个多月时，困扰病人多年的鼻息肉竟然从鼻腔脱落。半年后复查，纵隔内仅剩一个较大淋巴结，较小结节未见显示。此后病人又将蛇蜕和干蟾皮打粉，装胶囊服用 2 年，至今未见复发。我认为此例病人治疗获效主要得益于蛇蜕之功。

蛇蜕亦可入复方，可配伍蝉蜕、防风、荆芥、赤芍等疏风止痛之品，治疗结直肠癌疼痛等病症，具散结止痛作用。若肠癌已成瘘道，脓血不止，可以焙蛇蜕、五倍子、龙骨、续断等，共为细末，再入麝香少许，内服外敷，镇痛收敛。

若癌症痛如锥刺，可用蛇蜕单味煎服；或把蛇蜕煅存性，配炒僵蚕、蝉蜕各等份入药。

治疗脑肿瘤压迫，眼球胀痛突出，可配伍蝉蜕、白蒺藜等。

治疗乳腺癌疼痛，可把蛇蜕研成粗末，与鸡蛋同炒，代替早餐。若病人为成年人，可不用鸡蛋，以单味蛇蜕研末吞服。亦可用蛇蜕、鹿角、露蜂房各等份，研末冲服。

蛇蜕可入煎剂，也可煎鸡蛋服用，或焙后研末使用。入煎剂常用量为 3~10 g。蛇蜕药性平和，价格低廉，应用得法，常有奇效，民间验方多有用之者。

十八、民间单方"斑蝥烧鸡蛋"——效专力宏

斑蝥，芫菁科昆虫，俗名"斑猫"，名列《神农本草经》下品。其味甘咸温，有毒，入大肠、小肠、肝、肾四经，具有攻毒、逐瘀、镇痛之功。《神农本草经》谓其能"蚀死肌"，临床常用于血瘀积聚、疔疮瘰疬等症。将斑蝥用于肝癌、胃癌、食管癌、肠癌、肺癌、乳腺癌、

恶性淋巴瘤等，多能较快解除疼痛，延长病人生命，多数病人用药 1 周内疼痛减轻，2~3 个月疼痛消失。尤其是癌症术后，在复方中加入斑蝥，癌症较少出现复发和转移。正如朱良春先生说的一样，使用斑蝥的病人"没有一例是饿死、痛死的"。耆婆万病丸及我的自拟方二十五味备急丹中均含有斑蝥。

民间用斑蝥烧鸡蛋治疗肝癌及其他消化系统癌症的方法，沿用至今。据我所知，近现代中医名家治疗癌症疼痛，抑制病灶生长，绝大多数都会用到斑蝥或斑蝥制剂。实践证明，斑蝥治疗癌症疼痛作用显著，常收立竿见影的效果。

名医治不好的病，却被乡下阿婆用斑蝥烧鸡蛋治好了。单方治大病，确有其事。我就曾耳闻目睹过几例。

1. 肝癌、胃癌痛

一位肝癌病人，因经济拮据，无钱做手术，更没钱进行放疗、化疗。肝区剧痛，他不甘心坐以待毙，实在没办法了，就每天吃斑蝥烧鸡蛋，仅凭这一张单方就维持了七八年。他的一个病友患胃癌，也跟着吃斑蝥烧鸡蛋，吃了十多天，疼痛大减，1 年后复查，胃部肿块缩小了 1/2。但是肝癌病人的表妹患了乳腺癌，用这个方子就没有效果。

我一个朋友的父亲，年轻的时候就被查出肝癌，也是用一种烧鸡蛋的方法治疗，之后就不痛不痒的，活到 70 多岁才过世。但是这位老先生比较保守，不肯告诉别人他的秘方。据我推断，他的秘方很可能是斑蝥烧鸡蛋。

一位肝癌病人，男性，50 余岁，嗜酒 30 余年，经常上腹部疼痛，经当地卫生所治疗，疼痛可暂时缓解。后右胁疼痛反复发作，呈加重趋势，伴神疲乏力，起初被当地医院诊为肝脓肿，经过几个月对症治疗无效，又转省医院住院，被诊为原发性肝癌。化疗后，病情一度稳定，后因酗酒再次肝区剧痛，急诊检查示肝脏肿大，中等量腹水，被告知只有几个月的生命了。

病人来诊时面色晦暗，腹部胀大，下肢浮肿，神疲乏力，偶尔恶心，纳差，右上腹部胀闷刺痛，小便短少，大便秘结。舌质紫暗，苔白腻，脉沉弦。诊为寒邪凝聚，瘀血内阻。治以散寒化瘀，攻下止痛。选用理中汤合方大黄附子汤加减。

处方：红参 15 g，白术 30 g，炮姜 15 g，大黄 10 g，制附子 15 g，辽细辛 7 g，槟榔 15 g，牵牛子 10 g，干蟾皮 2 张，竹茹 15 g，代赭石 30 g，三棱 10 g，莪术 10 g，制独角莲 30 g，水蛭 3 g（吞服）。每日 1 剂，水煎服。

斑蝥烧鸡蛋，每天 1 个。

另取干蟾皮 1 张，用黄酒润湿，敷在肝区痛处，干了就润以黄酒，每日 1 张，每次敷 8 小时。

用药后，病人疼痛日减，食欲渐增，大便通畅，日 2~3 行，从小便排出黑色血水，恶臭难闻。2 个月后，腹水消退。

病人停服汤剂，改服以壁虎、干蟾皮和三七为主的散剂，每天吃 1 个斑蝥烧鸡蛋，身体无明显不适，食欲旺盛，体力好转，能参加工作。

该病人维持 4 年余，后因饱食大餐及饮酒，突发呕血黑便，终归不治。

2. 食管癌、贲门癌痛

一位老年男性食管癌病人，胸骨后灼痛，吞咽困难，勉强可以进少量流食，服用常规汤剂效果不明显。嘱其每日以大斑蝥 1 只，去头、翅、足，塞入红皮鸡蛋烧熟，吃时务必去掉斑蝥，只吃鸡蛋，早晚分服。病人担心浪费药材，将取出的斑蝥，一只分作2块，在第二天服用。结果1周以后，不仅可以吃面条，还可以吃米饭、馒头，而不噎呛，但是斑蝥的不良反应非常大，病人嘴唇肿胀溃烂，灼热疼痛。嘱其赶紧用绿豆250 g煮水500 ml，每日1剂，早晚分服，以解其毒。

我曾用斑蝥烧鸡蛋治疗过几例食管癌和贲门癌病人，接诊时已是癌症晚期，病人食管及贲门处狭窄，吞咽极为困难，每日只能进食少许米汤。我取自拟方"开路饮"（药物以黄药子为主）1~2剂，让病人小口频服，冲服斑蝥烧鸡蛋，这对解除疼痛和进食有较大帮助。病人一般2~3天疼痛缓解，直到死亡都不会再发生明显的疼痛，而且都能进食。

3. 其他癌痛

一位陕西的大姐给我讲，她知道一个方法，她用那个方法治好了她母亲和同学的癌症。该方法包含两个方子，两个方子其实都很简单，一个是斑蝥烧鸡蛋，另一个是独角莲代茶饮，且两个方子的用量都较大。两位癌症病人在使用该方法后，疼痛在短时间内消失，带瘤生存多年。该大姐的母亲在中年就被诊为肠癌，带瘤生存已超过20年。

4. 使用斑蝥的注意事项

由于斑蝥有大毒，应用也需特别谨慎。

《中国医学大辞典》记载，斑蝥药性专走下窍，直至精溺之处，是攻毒破结之品，其毒性发动，必小便涩痛，配伍木通、滑石类药物，可消除其毒副作用。

斑蝥有大毒，以其入复方，必须严格炮制。其炮制之法为：将斑蝥用糯米拌匀，炒至糯米呈棕红色，放凉后取出斑蝥，去头、翅、足，仅以腹部入药。斑蝥入丸散，每日剂量必须严格控制在 0.03~0.06 g；斑蝥入汤剂，亦须炒制后去头、翅、足，大斑蝥以每日 1~5 只为宜，个别病人可耐受 6~7 只，小斑蝥一般 3~10 只。必须每日配伍滑石 15 g 以制其毒性。另外，如果斑蝥难备，可以暂用斑蝥胶囊替代，也有一定效果。

制作斑蝥烧鸡蛋，务必炒制斑蝥后，将斑蝥去头、足和翅膀。一般用大斑蝥 1~3 只，或小斑蝥 2~6 只。用红皮鸡蛋 1 个，将鸡蛋敲开一个小洞，放入斑蝥的腹部，封口后，外层裹上黄泥，放在炉灶中烤熟。去掉斑蝥，只吃鸡蛋，每天 1 个鸡蛋，早晚分服。或将鸡蛋打碎搅匀，放入去头、翅、足的斑蝥，大火蒸 50 分钟后，去掉斑蝥，只吃鸡蛋，早晚分服。食用斑蝥烧鸡蛋时，先从小量开始服用，没有发生明显不良反应，再逐渐加量。

服用斑蝥烧鸡蛋，病人可能出现小便刺痛和尿频、尿痛、余沥不尽等不适症状，或咽部黏膜充血、灼痛，轻微恶心，偶见腹痛。不良反应轻者，一般不用处理，或用绿豆 250 g 煮汤，每日 1 剂，早晚分服；不良反应较大者，可减量或停药数日，或咨询主治医生，亦可用六一散 25 g 冷水冲服，每日 2~3 次，以解斑蝥毒；尿血者，可用车前草 60 g 煎汤频服。平时多喝绿茶水，亦可防制其毒副作用。

斑蝥与干蟾皮二药均有毒，同为解毒消痈、攻坚化积之品，并具有一定的抗癌止痛作用。但二药又各有所长：斑蝥入肝肾，攻毒逐瘀，以腐蚀病灶见长；干蟾皮强心利尿、化毒止痛为优。临床使用，二药均需严格控制剂量。凡肝肾功能不全，或有严重消化性溃疡，有出血倾向和体弱者以及孕妇慎用。

使用有毒药物治疗癌症疼痛时，务必保持病人大小便通畅，即使用"围三缺一"之法，防止治疗过程中蓄积中毒。我有些病人，每日服用斑蝥、干蟾皮等长达数年，不但病情控制得好，而且身体健壮，精力充沛，说明只要正确使用攻毒之品，使利大于弊，就可以有效缓解疼痛，消除各种不适症状，延长病人生命。